ulmer

Michaela Girsch

Entgiften mit Heilpflanzen

NATÜRLICH EINFACH GESUND

Inhalt

VORWORT 4

Warum entgiften? 7

EINE KURZE GESCHICHTE DER REINIGUNG 8
Reinheit als Voraussetzung für Gesundheit 8

GESUND WERDEN UND BLEIBEN 12
Die Mutter aller Therapien 13

DIE GRUNDLAGE: DER STOFFWECHSEL 14
Erste Station des Stoffwechsels: der Verdauungstrakt 16
Transportsystem Blutgefäße 17
Säuren im Blut: Beispiel Gicht 17
Endstation Ausscheidung 19
Stoffwechselbedingte Krankheiten 21

NORMALBETRIEB UND ÜBERLASTUNG 22
Stress 23
Störung der Verdauung 23
Einseitige Ernährung 24
Die Trinkmenge 24
Fremdstoffe 24
Bewegungsmangel 27
Alles eine Frage der Menge 27

MÜLLDEPONIE BINDEGEWEBE 28

DAS SYSTEM DER GRUNDREGULATION 30
Die Auswirkungen von Störungen 31
Homöostase 32

STRESS LASS NACH! 34

Entgiften mit Heilpflanzen 37

DIE WIRKUNG VON HEILPFLANZEN 38
Was wirkt denn da? 38

WICHTIGES IM UMGANG MIT HEILPFLANZEN 40

DAS LYMPHSYSTEM 42
Wie entsteht die Lymphe? 44
Aufgaben des Lymphsystems 44
Was geschieht, wenn der Lymphabfluss behindert ist? 45
Heilpflanzen für das Lymphsystem 46
Steinklee 48
Ringelblume 49
Waldmeister 50
Labkräuter 50
Stinkender Storchschnabel 52
Kapland-Pelargonie 53
Bewährte Lymphmittel aus der Apotheke 53
Was können Sie noch tun, um das Lymphsystem zu unterstützen? 53

DIE LEBER 54
Aufgaben der Leber 56
Heilpflanzen für die Leber 59
Mariendistel 60
Artischocke 62
Gelbwurz 63
Süßholz 64
Schafgarbe 65
Löwenzahn 66
Ingwer 67
Pfefferminze 68
Was können Sie noch tun, um die Leber zu unterstützen? 68

DER DARM 70
Aufgaben des Darms 70
Heilpflanzen für den Darm 74
Leinsamen 78
Flohsamen 79
Senfkörner 80
Bärlauch 81
Was können Sie noch tun, um den Darm zu unterstützen? 81

DIE NIEREN 82
Aufgaben der Nieren 83
Heilpflanzen für die Nieren 84
Brennnessel 86
Birke 87
Löwenzahn 88
Ackerschachtelhalm 91
Wacholder 92
Echte Goldrute 93
Giersch 94
Petersilie 95
Was können Sie noch tun, um die Nieren zu unterstützen? 95

DIE HAUT 96
Aufgaben der Haut 96
Heilpflanzen für die Haut 98
Holunder 100
Linde 101
Ingwer 102
Stiefmütterchen 102
Was können Sie noch tun, um die Haut zu unterstützen? 103

DIE LUNGE 104
Aufgaben der Lunge 105
Heilpflanzen für die Lunge 105
Gelbwurz 107
Ingwer 107
Linde 107
Holunder 107
Süßholz 107
Kapland-Pelargonie 107
Was können Sie noch tun, um die Lunge zu unterstützen? 107

WANN UND WIE ENTGIFTEN 108
Wann? 108
Wann nicht? 109
Wie lange? 109
Wie? 110
Womit? 110
Welche Reaktionen können auftreten? 112
Was können Sie noch tun, um die Entgiftung zu unterstützen? 113

PFLANZENFRISCHSÄFTE 114
Pflanzensäfte selber machen 114

CHLOROPHYLL – DAS GRÜNE BLUT 116

TEES 118
Die Qualität der Zutaten 118
Die korrekte Zubereitung 119

TINKTUREN 120
Tinkturen selber machen 121

HEILKRÄUTER SELBER SAMMELN 122

Heilpflanzenkuren 125

INDIVIDUELLE KUREN 126
Pflanzenfrischsaftkuren 128
Teekuren 130
Tinkturenkuren 137
Fertigarzneimittelkuren 140

HEILFASTEN 142

ZUR BEGLEITUNG: GUTES FÜR DIE HAUT 144

SONDERFALL: SCHWERMETALLENTGIFTUNG 148

Service 151

Buchempfehlungen 153
Bezugsquellen 154
Register 155

Vorwort

Neulich besuchte ich ein Online-Seminar zum Thema Detox; „gesund bleiben in einer vergifteten Welt“ hieß es da. Da habe ich gemerkt, wie heikel das Thema ist, denn nichts liegt mir mit diesem Buch ferner, als Ängste zu schüren.

Leben wir in einer „vergifteten Welt“? Es ist offenkundig, dass die Umweltbelastungen uns mehr oder weniger zusetzen, aber gleichzeitig gibt es eine starke kritische Öffentlichkeit, die Missstände immer wieder lautstark anprangert. Die Mühlen der Legislative mahlen langsam, aber es lassen sich zahlreiche positive Veränderungen feststellen: Die Richtlinien zum Ausbringen von Düngemitteln wurden im März 2020 durch die neue Düngemittelverordnung verschärft, der Einsatz von Pestiziden in der Landwirtschaft wurde 2019 durch den „Nationalen Aktionsplan der Bundesregierung zur nachhaltigen Anwendung von Pflanzenschutzmitteln“ neu geregelt, die Chemikalienverordnung „REACH“ der EU gilt als eines der strengsten Chemikaliengesetze weltweit, die Zukunft der Automobilindustrie liegt in Elektro- oder Brennstoffautos. Es tut sich also einiges. Deswegen davon auszugehen, dass wir keinen nennenswerten Belastungen mehr ausgesetzt sind, wäre jedoch falsch. Dieses Buch richtet sich an Menschen, die Verantwortung übernehmen möchten für ihre Gesundheit und hierfür die Unterstützung von bewährten Heilpflanzenkuren suchen.

In den 1970er-Jahren entwickelte der Soziologe Aaron Antonovsky ein salutogenetisches Gesundheitskonzept. Dabei fragte er nicht, warum Menschen krank werden, sondern warum sie gesund bleiben – trotz potenzieller Risiken. Entscheidend seien dabei drei Aspekte: das Gefühl, Zusammenhänge des Lebens zu verstehen (Verstehbarkeit); das Gefühl, gestalten zu können (Handhabbarkeit) und der Glaube an den Sinn des Lebens.

Die Erhaltung der Gesundheit ist eines der Kernthemen der Naturheilkunde, erweitern wir es doch um die Entstehung von Gesundheit (Salutogenese). Heilpflanzenkuren tragen dazu bei, gesund zu bleiben und zu werden. Man kann sie regelmäßig durchführen, ohne krank zu sein – die traditionellen Frühjahrskuren in der Fastenzeit sind ein gutes, ganz praktisches Beispiel dafür.

Nehmen Sie Ihre Gesundheit in die eigenen Hände, mit diesem Buch möchte ich Sie dabei gerne unterstützen.

Herzlichst, Ihre

Michaela Girsch

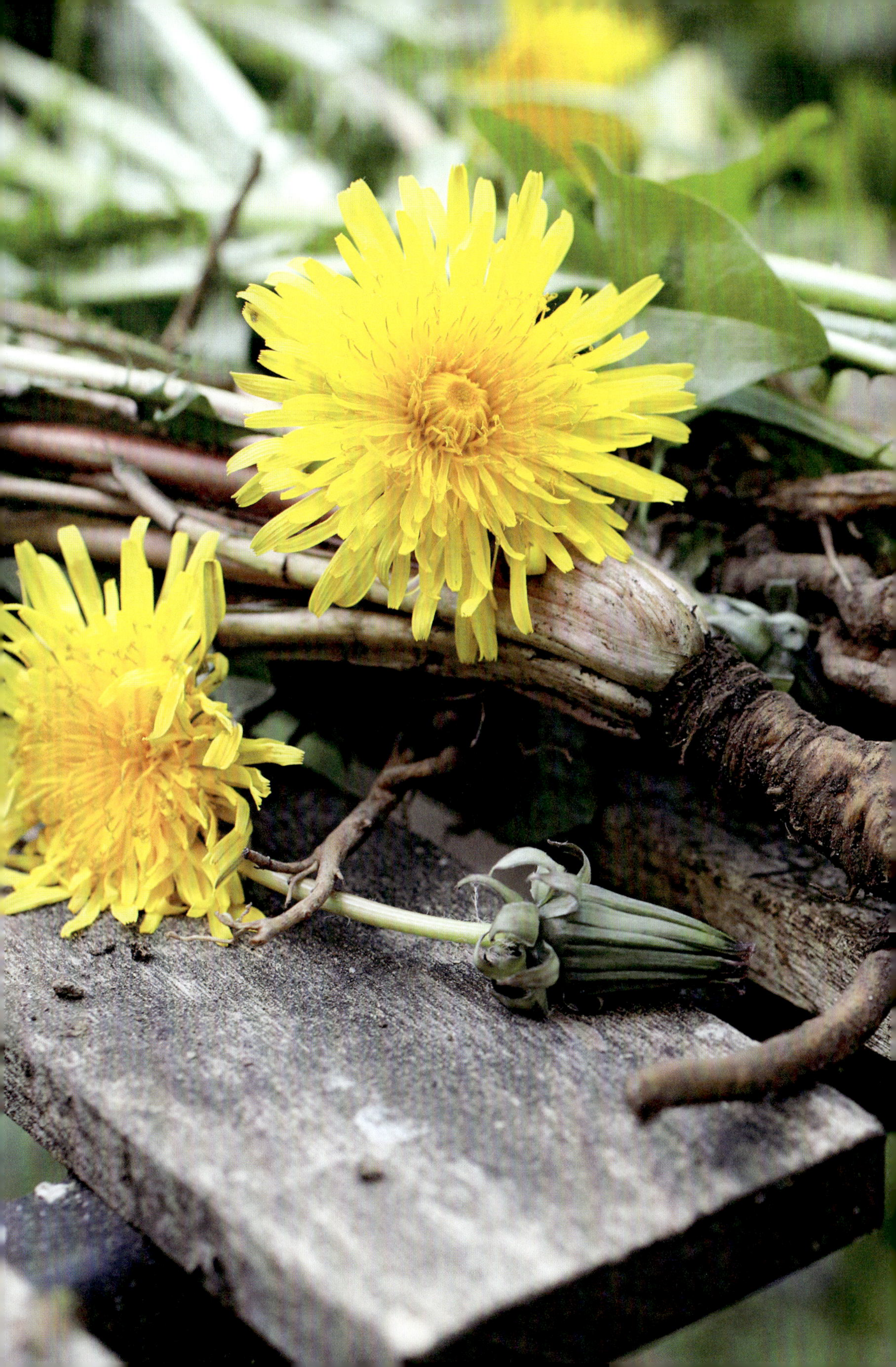

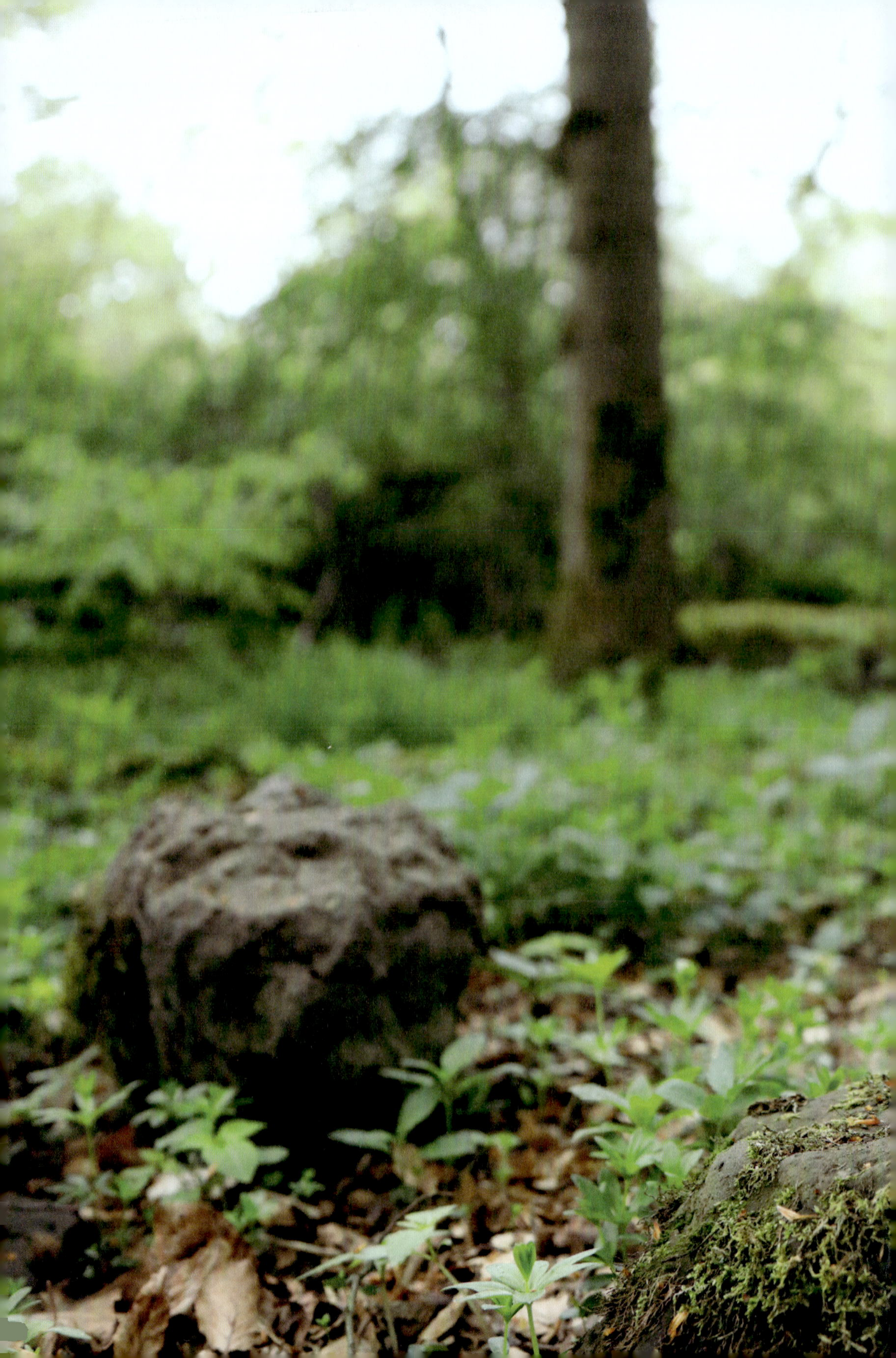

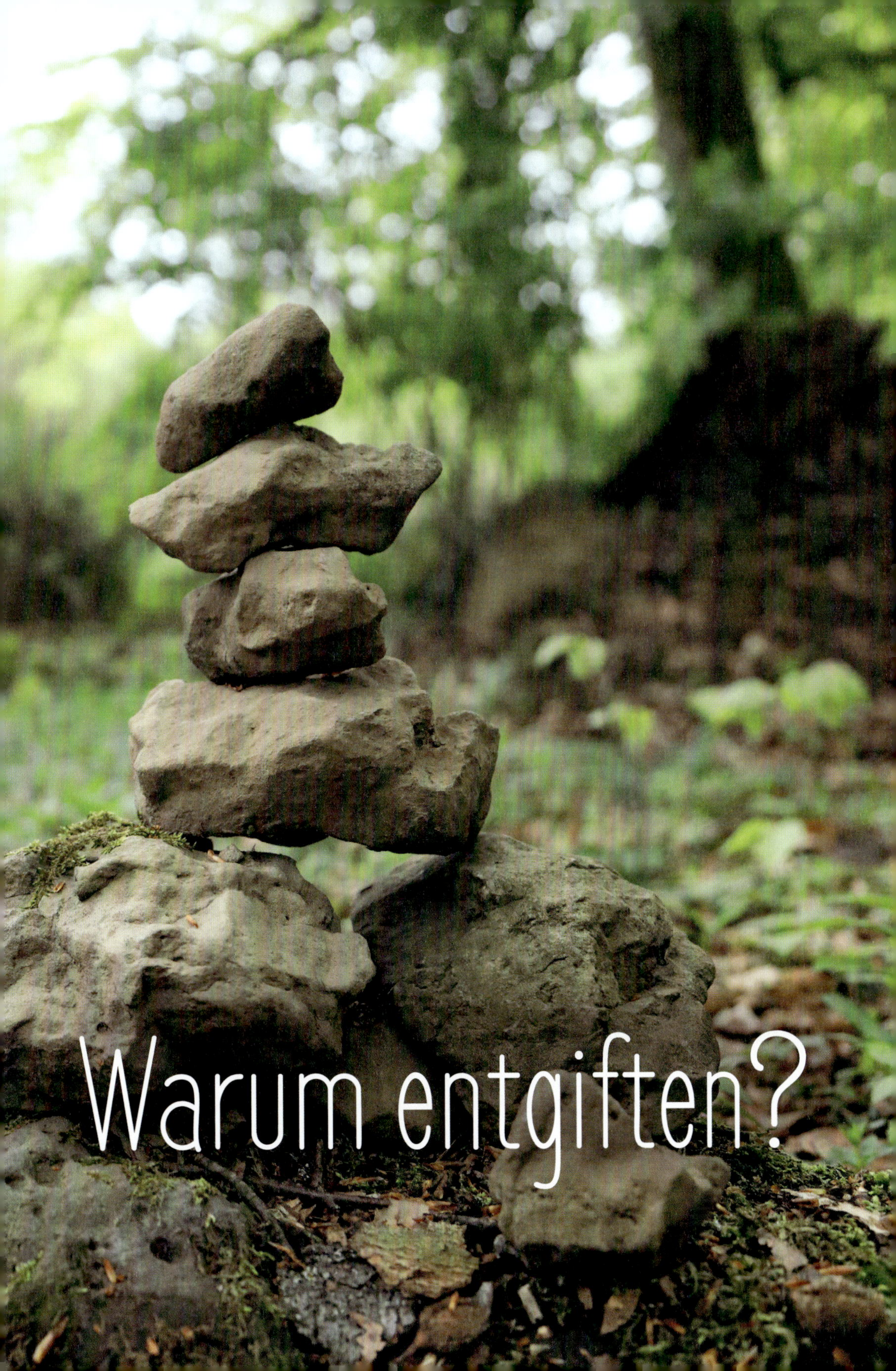

Warum entgiften?

Eine kurze Geschichte der Reinigung

So aktuell das Thema ist, so alt ist es gleichzeitig. Reinigung gehörte schon immer in allen Medizinsystemen zu den grundlegenden Voraussetzungen für Gesundheit – und vieles davon findet sich auch heute noch in unserem Alltag.

Wenn wir uns in der Welt umschauen, dann fällt auf, dass das Thema Reinigung in allen Medizinsystemen eine zentrale Rolle spielt. Meist ist es untrennbar mit spirituellen Aspekten verbunden.

Reinheit als Voraussetzung für Gesundheit

Reinigung ist aus schamanistischer Sicht die Voraussetzung für Heilung. Auch in unserer Kultur gibt es etablierte Zeiten der Reinigung oder des Verzichts: das Frühjahr mit der Fastenzeit zwischen Fastnacht und Ostern und die Adventszeit vor Weihnachten. Diese christlichen Fastenzeiten haben ihren Ursprung in alten vorchristlichen Ritualen.

Die Vier-Säfte-Lehre

Die Vier-Säfte-Lehre des römischen Arztes Galenus (130–200 n. Chr.) prägte viele Jahrhunderte die Vorstellung von Krankheiten, deren Entstehung und Heilung. In der traditionell abendländischen Medizin war man davon überzeugt, dass Krankheit durch ein Ungleichgewicht oder die Verunreinigung der vier Kardinalsäfte des Körpers entsteht. Die Kardinalsäfte sind: gelbe Galle, schwarze Galle, Schleim und Blut. Bis ins 19. Jahrhundert hinein war das Medizinsystem der Humoralpathologie (von lateinisch *humores* = Säfte) die Schulmedizin Mittel- und Westeuropas und wurde erst durch die Zellularpathologie Rudolf Virchows abgelöst. Auch heute noch leben zahlreiche Elemente der Humoralpathologie in der Volksmedizin, so ist zum Beispiel die Vorstellung der „Blutreinigung" zur Vorbeugung oder Heilung von Krankheiten weit verbreitet. Wer alte Kräuterbücher aufschlägt, wird eine Vielzahl „blutreinigender" oder „antidyskratischer" Tees unter den Rezepturen finden. Unter Dyskrasie versteht man das Ungleichgewicht der Körpersäfte. Unterstützend werden verschiedene Ausleitungsverfahren, zum Beispiel Schröpfen, Baunscheidtieren, Aderlass oder Blutegeltherapie, sowie konstitutionsorientierte Ernährungsvorschläge eingesetzt.

Paracelsus

Paracelsus' (1493–1541) Lehre von der Krankheitsentstehung umfasste weit mehr Gesichtspunkte als nur die Unreinheit der Körpersäfte. Er hatte eine sehr differenzierte Vorstellung von der Funktion der einzelnen Organe und unterschied zwischen exogenen Giften und einer Vergiftung, die durch eine mangelnde Ausscheidung von körpereigenen Abfallstoffen entsteht. Der dadurch entstehende Toxinstau führe zur Überlastung und Erkrankung der wichtigen inneren Organe und zur Ablagerung von Schlacken in Geweben. Zur Ausscheidung derselben riet er zur Anregung der Ausscheidungsorgane durch gezielte Ausleitung mittels Heilpflanzen und den bereits genannten Ausleitungsverfahren.

Reinigung von krankmachenden Einflüssen ist in allen Kulturen wichtige Grundlage für Gesundheit.

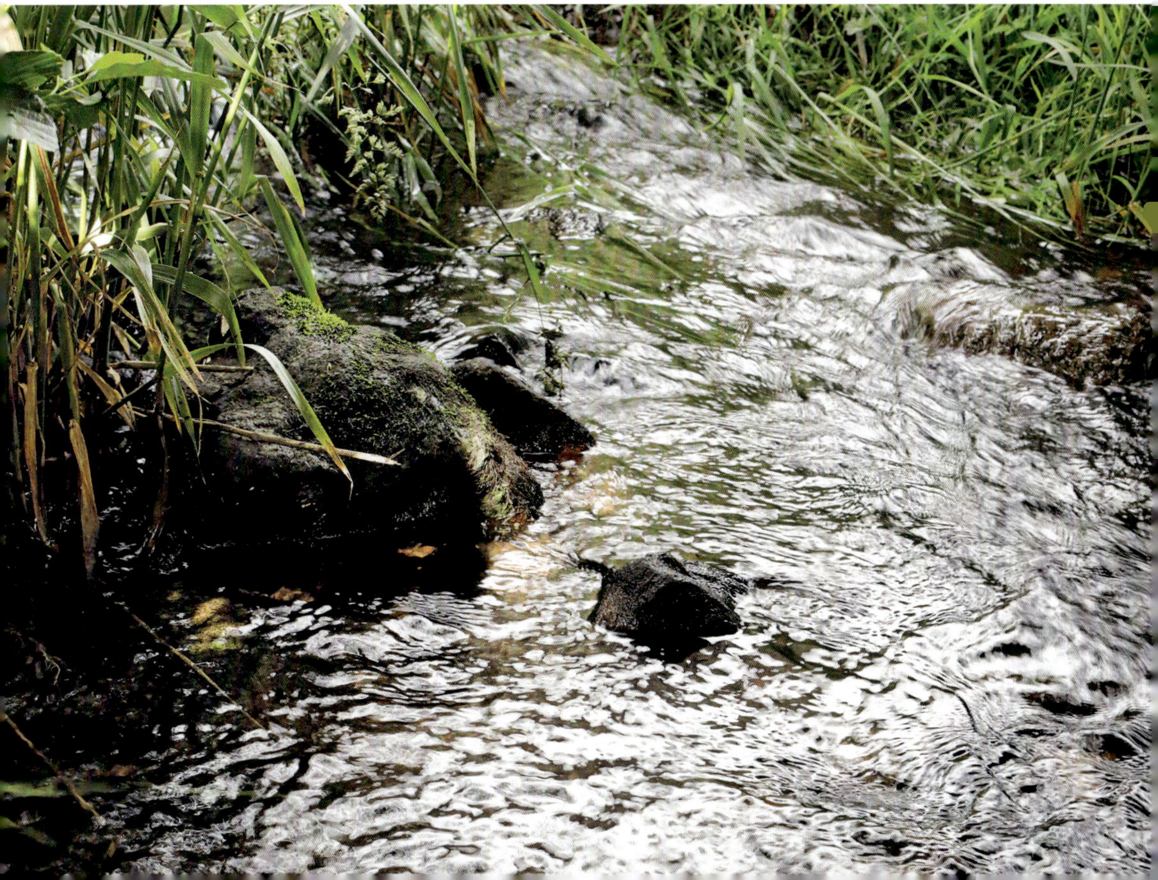

Ayurveda

Ähnlich wie bei Paracelsus ist es im Ayurveda, der traditionellen Heilkunde Indiens, Sri Lankas und Nepals. Auch hier spielt Reinigung eine wichtige Rolle zur Erhaltung und Wiederherstellung der Gesundheit. Unter Reinigung versteht man, wie in der abendländischen Medizin, effiziente Ausleitungsverfahren, die den Körper zur Entgiftung und Erneuerung anregen. Die inneren Kräfte werden freigesetzt, um angesammelte Körpersäfte (Doshas), Stoffwechselschlacken (Ama) und andere Störfaktoren zu eliminieren. Die intensivsten Reinigungsformen des Ayurveda sind das Fasten und die Panchakarma-Techniken, zu denen Massagen, Stirngüsse, Kräuterdampfbäder, Einläufe und die Reinigung von Augen und Nasenschleimhaut gehören.

Traditionell Chinesische Medizin

In der TCM spielen vor allem Getreidekuren eine wichtige Rolle zur Entgiftung. Als Hauptausscheidungsorgan wird die Leber angesehen und durch zahlreiche Rezepturen unterstützt. Begleitend werden auch hier weitere Verfahren zur Unterstützung eingesetzt wie das Schröpfen oder die Tuina-Massage. Die Idee der TCM ist, das Qi (Chi) als generelle Lebensenergie wieder in seinen natürlichen, ausgeglichenen Zustand zu bringen.

Rituelle Reinheit

Rituelle oder kultische Reinheit ist in vielen Religionen der Zustand einer Person, der es ihr erlaubt, die heiligen Stätten zu betreten und am Kult teilzunehmen. Reinigungszeremonien können sehr drastisch sein, wie zum Beispiel das Baden im Ganges der Hindus, bei dem auch Wasser aus dem Fluss getrunken wird, oder das Durchführen einer Schwitzhüttenzeremonie bei den indigenen Völkern Nordamerikas. Aber auch einfachere ritualisierte Formen lassen sich in unserem Alltag beobachten: Die Fastenzeit vor Ostern und Weihnachten im Christentum und die Waschungen der Muslime vor jedem Gebet dienen der Vorbereitung auf wichtige spirituelle Höhepunkte. Auch die Taufe dient der Reinigung (und der Aufnahme in die Glaubensgemeinschaft).

Spirituelle Reinheit ist die Voraussetzung für Offenheit und Neuanfang.

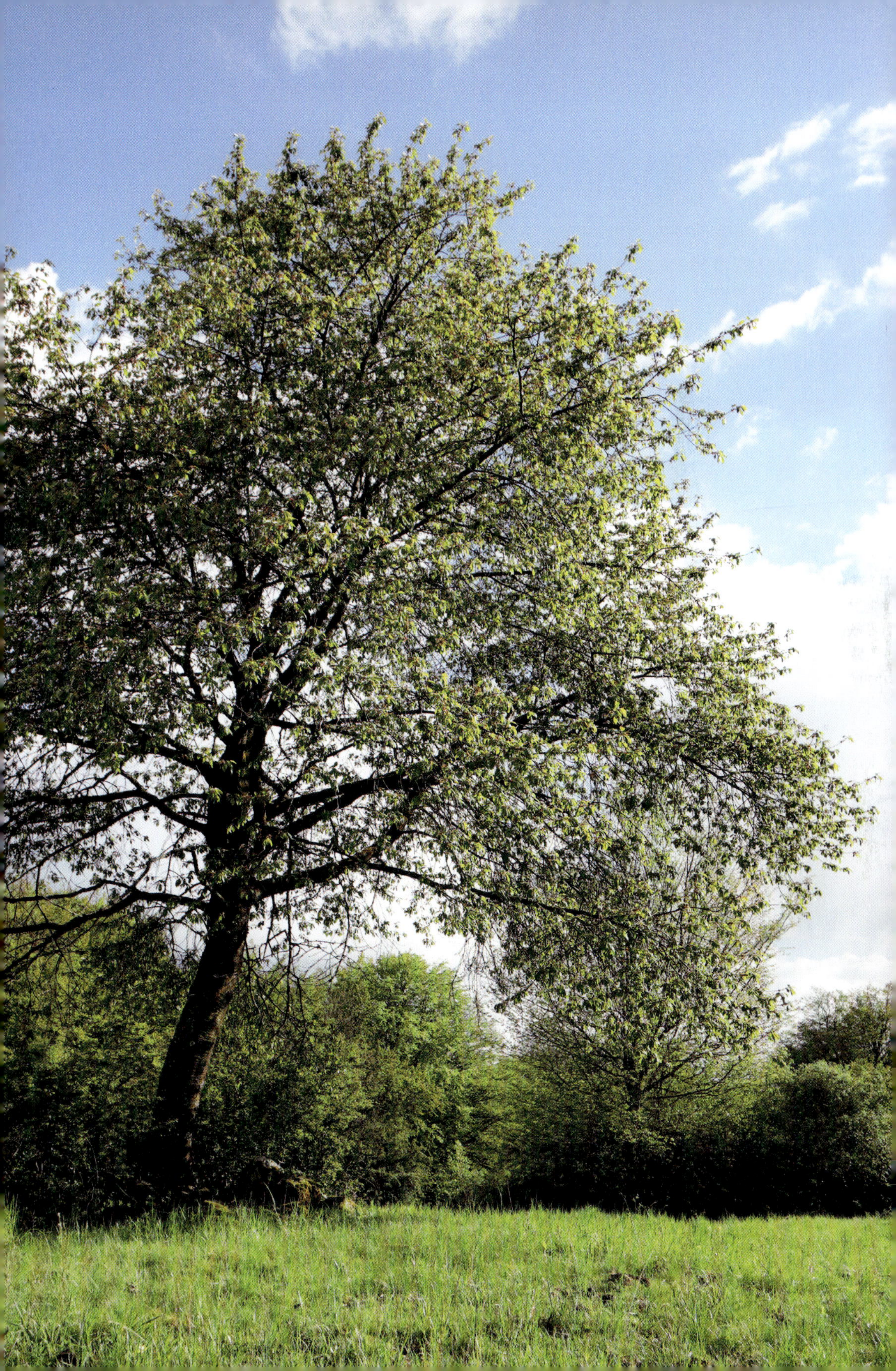

Gesund werden und bleiben

Entgiften sollte man aus zwei Gründen: zur Erhaltung der Gesundheit und zur Aktivierung der Selbstheilungskräfte bei Erkrankungen. Ähnlich einem Frühjahrsputz wird auch mal unter dem Sofa und hinterm Regal geputzt, anschließend gut durchgelüftet und Überflüssiges ausgemistet.

Im Zusammenhang mit dem Thema Entgiftung wird gerne das Bild eines Fasses, das überläuft, verwendet. Es macht deutlich, dass die Summe der verschiedenen Einflüsse das Fass zum Überlaufen bringt. Der Ablasshahn kann geöffnet werden, um wieder Platz im Fass zu schaffen.

Ich weiß nicht, wie es Ihnen geht, aber die meisten Menschen haben in jungen Jahren wenig körperliche Beschwerden und irgendwann, meist so um die vierzig, treten die ersten Zipperlein auf. Oft ist das gar nicht auf eine konkrete Ursache zurückzuführen, sondern man stellt nur fest, dass man irgendwie anfälliger geworden ist. Die Nase läuft ständig, das Knie tut immer wieder mal weh, man hat mit Kopfschmerzen zu tun und

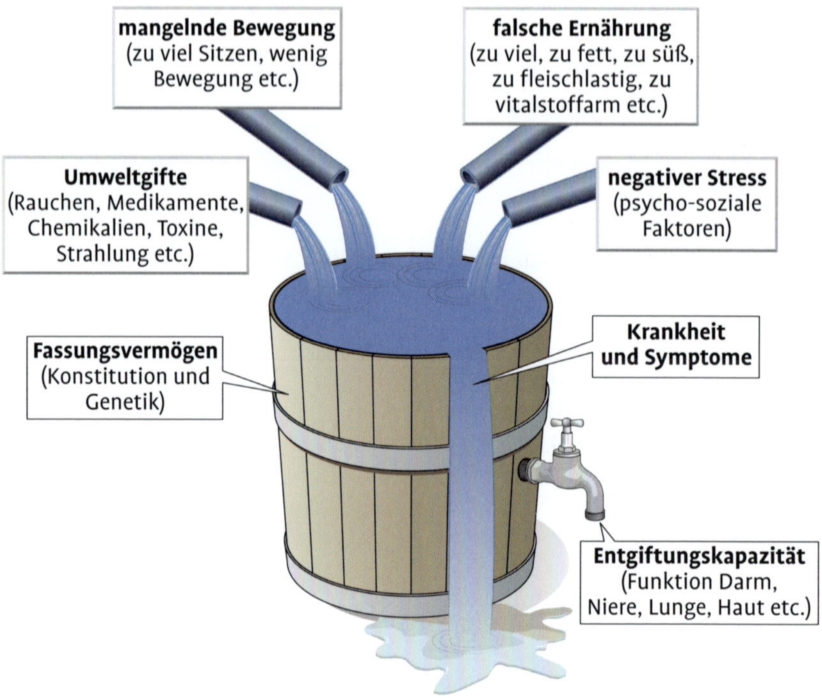

Unser „Entsorgungsfass“ hat zwar viel Platz – aber droht es überzulaufen, muss der Hahn aufgedreht werden.

ist infektanfällig, reagiert plötzlich allergisch und, und, und. Das könnten Hinweise darauf sein, dass die Fähigkeit Ihres Körpers zur Selbstregulation gestört ist. Schlussendlich sind wir alle so vielen Einflüssen von außen ausgesetzt und bringen dann auch noch unsere eigenen körperlichen Schwachpunkte mit, dass das Fass eben irgendwann überläuft. Und was dann hilft, ist: den Hahn aufzudrehen.

Die Mutter aller Therapien

Wenn Sie bereits unter einer Erkrankung leiden und auf die Einnahme von Medikamenten angewiesen sind, dann tut es Ihnen womöglich gut, Ihre Ausscheidungsorgane immer wieder mal kurmäßig zu unterstützen. Gerade mit zunehmendem Alter tauchen häufig mehrere behandlungsbedürftige Erkrankungen auf, die mit der regelmäßigen Einnahme von Arzneimitteln verbunden sind. Fünf bis zehn verschiedene Medikamente sind hier keine Seltenheit. Die meisten von mir vorgestellten Pflanzenanwendungen und Kuren können auch bei der Einnahme von Medikamenten durchgeführt werden. Zu den Einschränkungen erfahren Sie mehr unter „Wann nicht?“ auf Seite 109.

In der naturheilkundlichen Praxis wird die Therapie chronischer Erkrankungen häufig mit einer Frühjahrs- oder Entschlackungskur eingeleitet. Auf die Frage nach den drei wichtigsten Therapieverfahren soll der Kräuterpfarrer Sebastian Kneipp geantwortet haben: „Erstens Entgiftung, zweitens Entgiftung und drittens Entgiftung.“ Und ein chinesisches Sprichwort sagt: „Wenn du einen Tiger im Haus hast, öffne zuerst alle Fenster und Türen – vielleicht geht er dann von alleine.“ Diese Erkrankungen sprechen besonders gut auf eine solche Kur an:

- Rheumatische Erkrankungen (Arthrosen, Polyarthritis u. a.)
- Erkrankungen des Bewegungsapparates (zum Beispiel muskuläre Verspannungen)
- Schmerzerkrankungen (zum Beispiel Kopfschmerzen)
- Chronische Hauterkrankungen (Ekzeme, Neurodermitis, Psoriasis)
- Störungen des Immunsystems (Abwehrschwäche, Allergien, Autoimmunerkrankungen)
- Erhöhte Blutfette (Hyperlipidämie)
- Leicht erhöhter Blutdruck
- Hormonelle Störungen (Zyklusstörungen, Wechseljahresbeschwerden)

Die Grundlage: der Stoffwechsel

Der Stoffwechsel, auch Metabolismus genannt, ist die Grundlage aller lebenswichtigen Vorgänge im Körper. Dabei werden lebensnotwendige Nährstoffe und Sauerstoff in die Zelle hinein- und Abfallprodukte aus der Zelle heraustransportiert und durch chemische Umwandlung wird Energie gewonnen.

Alle mit dem Blut zugeführten Nährstoffe werden mithilfe verschiedenster Enzyme und Hormone in den Zellen ab- und umgebaut. Dabei anfallende Stoffwechselendprodukte werden durch die Ausscheidungsorgane ausgeschieden. Gesteuert wird der Stoffwechsel durch das Hormon- und Nervensystem.

Nach der Nahrungsaufnahme übernehmen die Verdauungsorgane das Zerlegen und Aufbereiten der Nährstoffe zur Aufnahme im Darm. Von dort gelangen sie in den Blutkreislauf und werden im gesamten Körper verteilt. Als eigentlicher „Stoffwechsel" wird der Stoffaustausch in den Körperzellen bezeichnet. Im Laufe der Evolution hat der menschliche Organismus ein hochkomplexes System entwickelt, das es möglich macht, toxische und potenziell schädliche Substanzen sicher und zuverlässig loszuwerden. Dieser Vorgang verläuft in drei Phasen: Aktivierung, Konjugation und Eliminierung.

Hierbei handelt es sich vereinfacht gesagt um verschiedene Schritte, die das Ziel haben, Stoffwechselendprodukte und andere schädliche Substanzen in eine Form zu bringen, in der sie ausgeschieden werden können, und Schädigungen zu vermeiden. Hierfür sind verschiedene Enzyme und körpereigene Antioxidanzien an unterschiedlichen Orten und zu unterschiedlichen Zeiten aktiv. So gibt es zum Beispiel im Gewebe von Leber und Darm Transportproteine (sogenannte ABC-Transporter), die den Übertritt von Stoffwechselendprodukten aus der Zelle in den extrazellulären Raum (Seite 30) ermöglichen.

Eine Stoffwechselstörung liegt vor, wenn die Verwertung einzelner Nährstoffe nicht richtig funktioniert und die Substanz nicht dort ankommt, wo sie gebraucht wird, oder es Probleme bei der Umwandlung von Stoffen gibt.

Stoffwechsel ist die Grundlage allen Lebens und findet permanent statt.

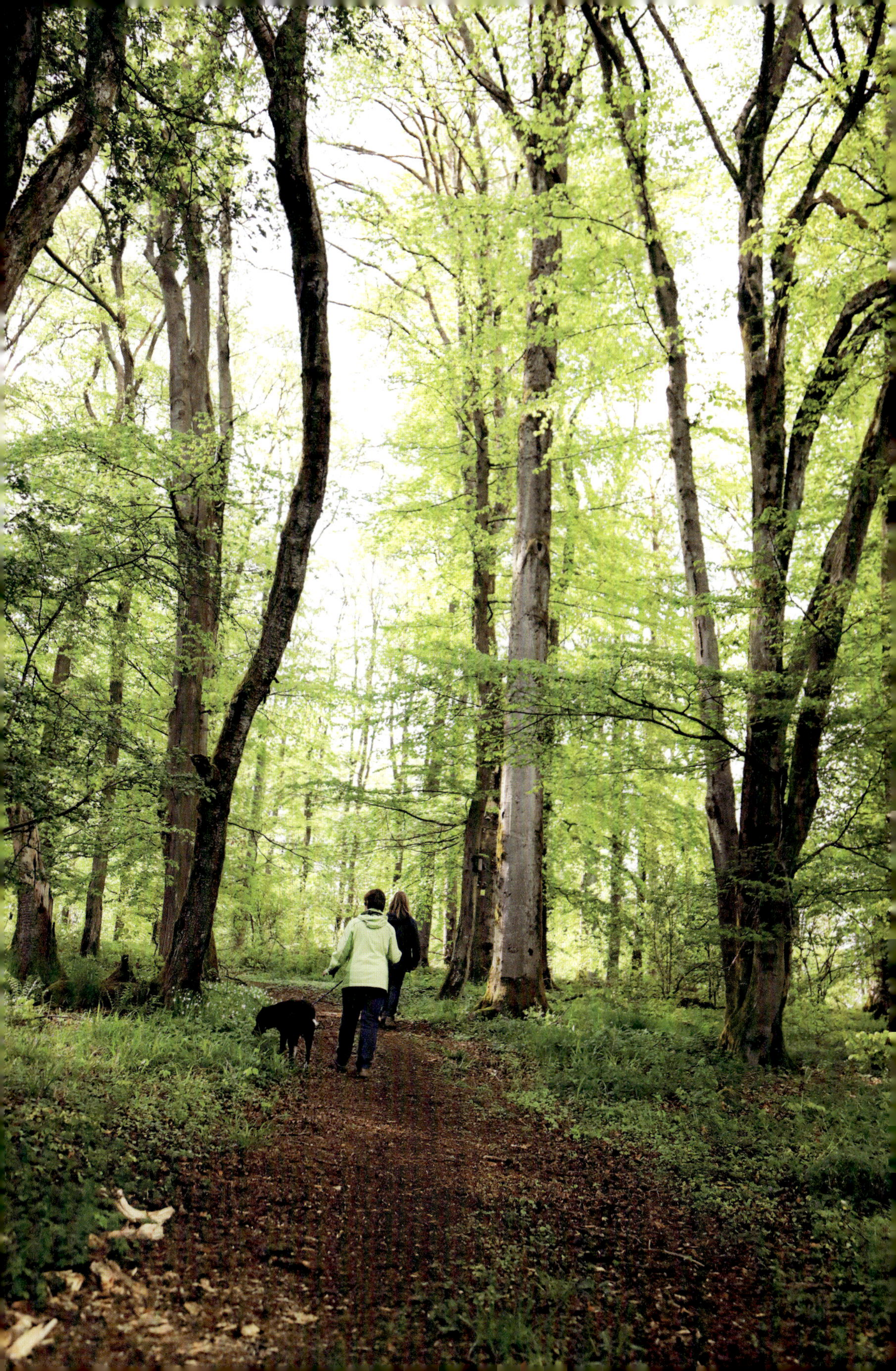

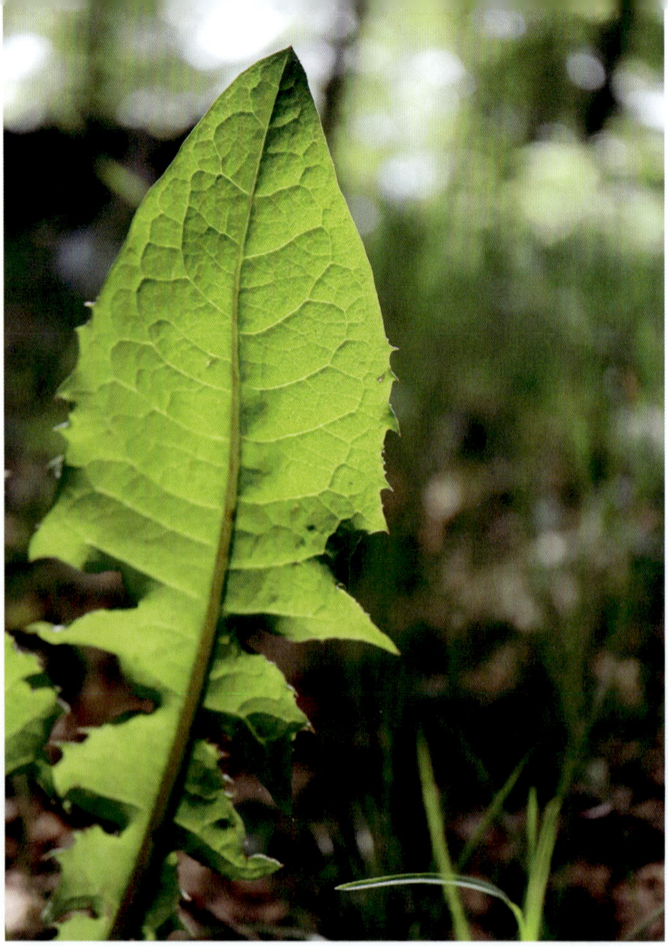

Auch in Pflanzen gibt es ein Gefäßsystem für den Transport von Wasser und Nährstoffen.

Wir Menschen verbrauchen unterschiedlich viel Energie zum Erhalt unserer Körperfunktionen. Das ist wahrscheinlich genetisch bedingt. Es gibt Menschen, die in Ruhe mehr Energie verbrauchen, also einen höheren Grundumsatz haben, als andere. Der Grundumsatz schwankt von Mensch zu Mensch sehr stark: In über 1000 Messungen haben Experten festgestellt, dass manche Menschen nur 800 und andere 4700 Kilokalorien pro Tag verbrauchen.

Erste Station des Stoffwechsels: der Verdauungstrakt

STOFFWECHSEL-ENDPRODUKTE

Sie bleiben am Ende des Stoffwechsels übrig und werden mit dem Schweiß, Kot und Urin ausgeschieden. Zu den Stoffwechselendprodukten gehören Harnsäure, Harnstoff, Salze, Säuren und mehr.

Da ein wohlfunktionierender Stoffwechsel für die Erhaltung unserer Gesundheit elementar wichtig ist, spielt die Unterstützung der einzelnen Stoffwechselschritte eine wichtige Rolle – ganz unabhängig vom individuellen Grundumsatz.

Der reibungslose Ablauf der Zerlegung und Aufnahme der verschiedenen Nährstoffe im Verdauungstrakt ist folglich der erste Schritt, bei dem es häufig schon Probleme gibt. Wenn nicht ausreichend Verdauungssäfte (Speichel, Magensaft, Galle, Bauchspeichel) hergestellt werden, können die zugeführten

Nährstoffe nicht optimal zur Aufnahme im Dünndarm vorbereitet werden. Auch bei der nächsten Station kann es zu Problemen kommen: Im Darm herrscht oft ein Milieu, das die Aufnahme von Nährstoffen erschweren kann, dieser Zustand kann sogar zu Mangelerscheinungen führen.

Werden Nährstoffe aus dem Darm in die Blutbahn aufgenommen, gelangen sie in die Leber. Je nach Bedarf werden sie dort sofort verwertet, gespeichert, umgewandelt oder abgebaut.

Transportsystem Blutgefäße

Mit dem Blut werden die Nährstoffe durch das Gefäßsystem zu den einzelnen Zellen transportiert. Das schauen wir uns genauer an: Alle Blutgefäße, also Kapillaren, Venen und Arterien, eines Menschen sind zusammen rund 100 000 Kilometer lang – sie würden fast zweieinhalbmal um die Erde reichen! Gut 70 % davon besteht aus so kleinen Gefäßen, dass wir sie mit bloßem Auge nicht erkennen können. Sie sind schmaler als ein Haar, werden aber dennoch „Haargefäße“ genannt. Die Durchblutung dieser Kapillare wird als Mikrozirkulation bezeichnet und stellt den größten und funktionell bedeutendste Teil der Durchblutung dar. Das aus den Gefäßen austretende Blutplasma versorgt die etwa 80–100 Billionen Zellen des Körpers mit Sauerstoff und Nährstoffen und ist ein wichtiger Transportweg zur Entsorgung von Stoffwechselendprodukten.

Da das Blut zirkuliert und aus dem gesamten Organismus Stoffwechselendprodukte einsammelt, die dann durch die Ausscheidungsorgane ausgeschieden werden, kann man hier in einen regelrechten Negativ-Kreislauf geraten, denn das Blut kann nur eine bestimmte Menge an Stoffwechselendprodukten aufnehmen. Am Bespiel der Gicht möchte ich das erläutern.

Säuren im Blut: Beispiel Gicht

Wenn beispielsweise zu viel Harnsäure anfällt, verändert sich der pH-Wert des Blutes und das Blut droht, sauer zu werden. Das Blut kann nur ganz geringe Schwankungen im pH-Wert tolerieren (7,37–7,45): Schwankungen stören den Transport von Nährstoffen und Sauerstoff, die Tätigkeit von Enzymen und Hormonen, die Durchlässigkeit der Zellmembrane, die Verteilung von Elektrolyten, die Reizleitung im Nervensystem und die Erregbarkeit von Muskelzellen. Stärkere Abweichungen führen zur Azidose, einem lebensgefährlichen Zustand. Daher verfügt der Körper über Wege, um Säuren loszuwerden oder zu neutralisieren: Zum einen werden über den Urin und den Schweiß, aber auch mit dem Stuhl, Säuren ausgeschieden, ebenso über die Atemluft. Zum anderen werden Säuren gepuffert, also neutralisiert – das geschieht über unterschiedliche Puffersysteme (zum Beispiel das Bikarbonatsystem), auf die hier nicht weiter eingegangen werden soll. Gepuffert werden Säuren auch durch Mineralien aus dem Skelettsystem, aus den Knochen. Merken Sie etwas? Osteoporose hat auch etwas mit Übersäuerung zu tun!

Der Giersch ist ein traditionelles Mittel der Volksheilkunde bei Gicht.

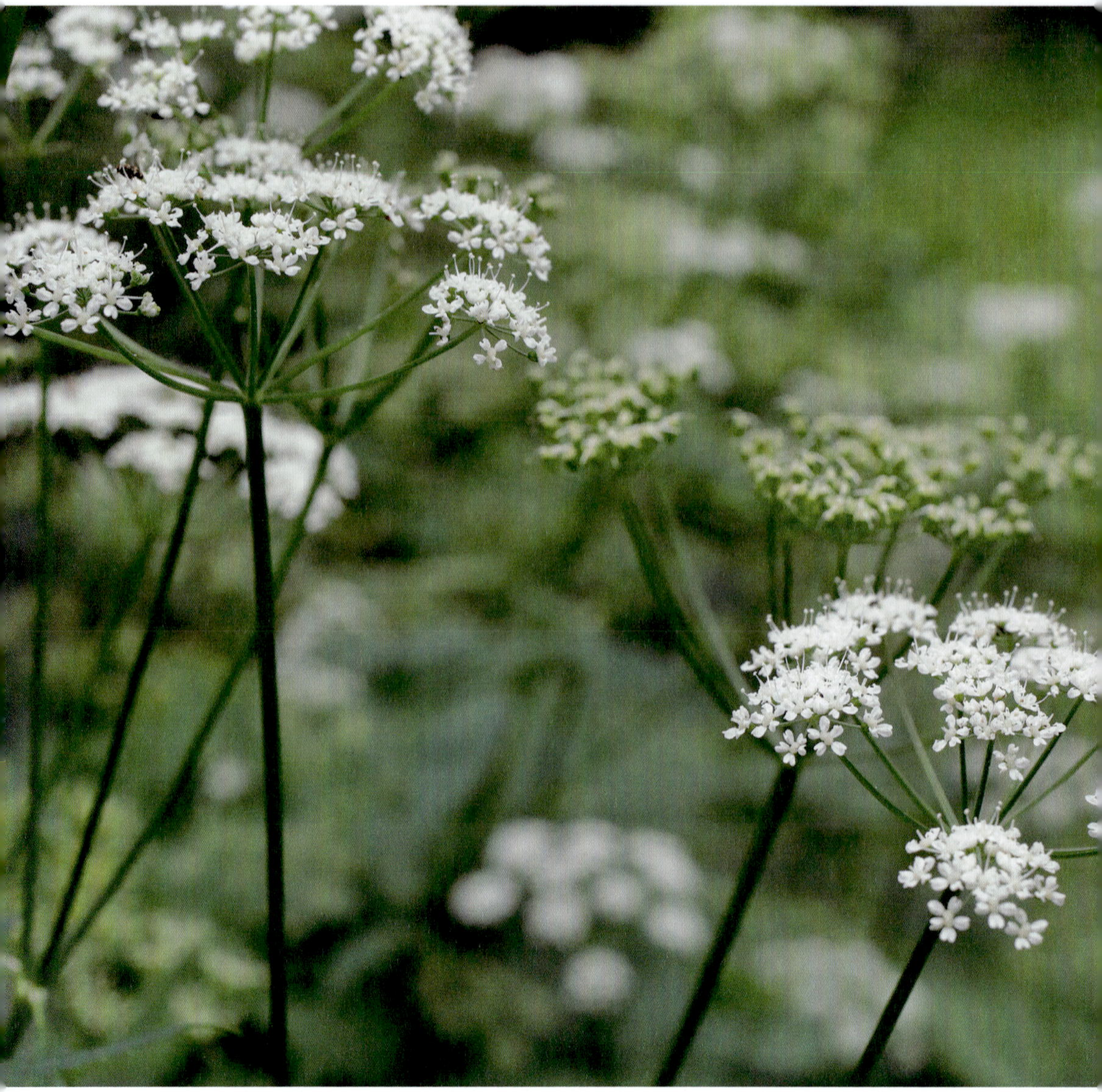

Ein weiterer Weg, Säuren aus dem Blut zu entfernen, ist das „Zwischenlagern“ in Gelenken, Schleimbeuteln, Sehnen, in der Haut und im Ohrknorpel. Und nun kommen wir wieder zurück zur Gicht: Harnsäure kann auskristallisieren und sich in Gelenkspalten setzen, dadurch können heftige Gelenkentzündungen und Gelenkschäden entstehen. Ein akuter Gichtanfall im Großzehengrundgelenk oder ein entzündetes Daumengrundgelenk sind typische Beschwerden. Auch in der Niere können sich die Kristalle absetzen, hier kann es dann zu Nierensteinen und Nierenschäden kommen.

Endstation Ausscheidung

Im Rahmen der Entgiftung von Stoffwechselendprodukten übernehmen die sogenannten Ausscheidungsorgane unterschiedliche Aufgaben.

DIE NIERE: Sie ist ein Hauptausscheidungsorgan. Stoffe, die über die Niere mit dem Urin ausgeschieden werden, werden als „harnpflichtige Substanzen“ bezeichnet. Voraussetzung für die Ausscheidung von Substanzen über den Urin ist, dass diese wasserlöslich sind. Kommt es zu Störungen bei der Ausscheidung der harnpflichtigen Substanzen, so steigt deren Konzentration im Körper in unterschiedlichem Ausmaß an. Harnpflichtige Substanzen sind: Harnstoff (Stoffwechselendprodukt der Proteine), Harnsäure (Stoffwechselendprodukt der Purine) und Kreatinin (Stoffwechselendprodukt der Muskulatur). Außerdem scheidet die Niere überflüssiges Wasser, Mineralien und Spurenelemente aus und erhält somit das Säure-Basen-Gleichgewicht im Körper.

DIE LEBER: Sie wird häufig als unser wichtigstes Ausscheidungsorgan bezeichnet, streng genommen sind die Hauptaufgaben der Leber aber weit komplexer: Sie ist der Alchemist in unserem Körper und baut verschiedenste im Stoffwechsel anfallende Substanzen auf, um und ab. Die Aufgaben der Leber sind: Bildung der Gallenflüssigkeit (notwendig für die Fettverdauung), Speicherung von Eisen und Vitaminen, Auf- und Abbau von Cholesterin und Hormonen, Bildung von Bluteiweißen, Verarbeitung und Speicherung von Fett, Umwandlung von Fett in Zucker, Entgiftung des Blutes. Die Leber wandelt Stoffwechselendprodukte in ausscheidbare Formen um, sodass sie über die Nieren, den Schweiß und die Atemluft ausgeschieden werden können. Mit der Gallenflüssigkeit gelangen zudem Endprodukte in den Darm und werden mit dem Stuhl ausgeschieden.

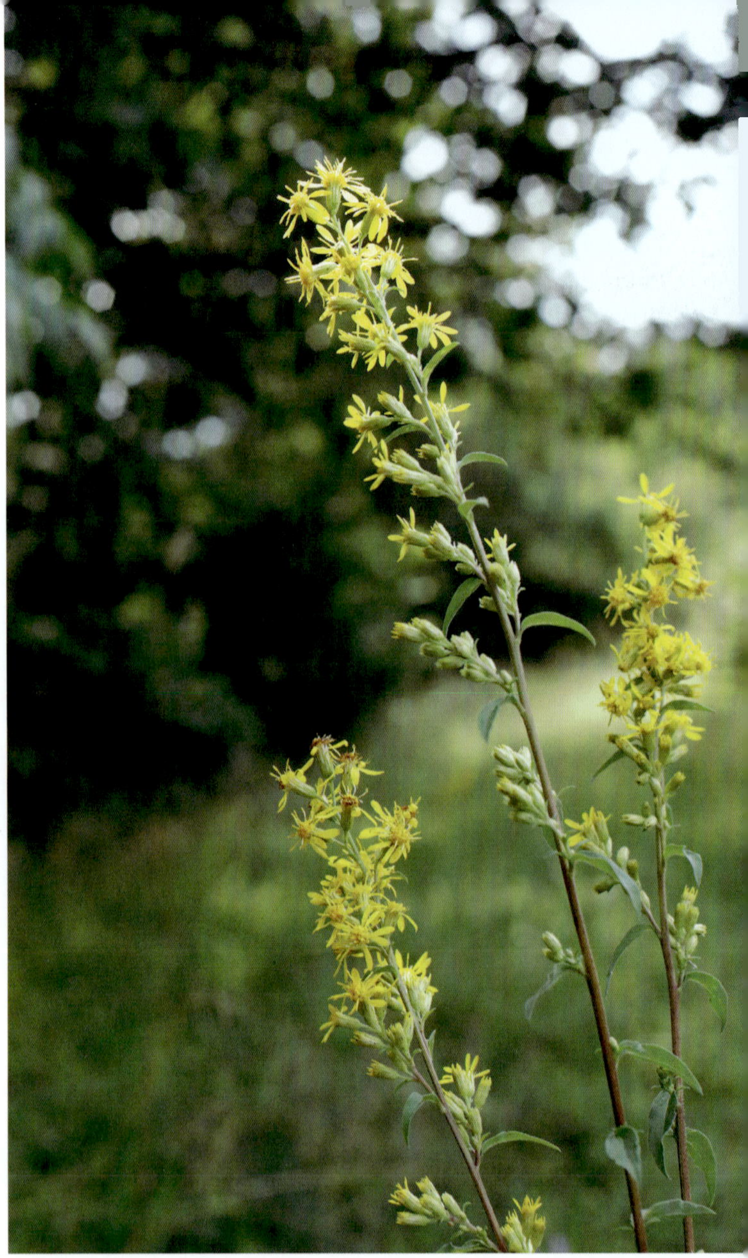

Die Echte Goldrute unterstützt die Nieren in ihrer Entgiftungsarbeit.

DER DARM: Er scheidet mit dem Stuhl nicht verwertbare Nahrungsreste und Ballaststoffe aus. Im Stuhl finden sich außerdem abgestorbene Schleimhautzellen, Schleim, Bakterien und Giftstoffe aus der Leber.

DIE LUNGE: Sie hilft bei der Entgiftung von Kohlendioxid und Säuren, die im Stoffwechsel anfallen.

DIE HAUT: Sie sondert mit dem Schweiß vor allem Wasser ab, außerdem Salze und verschiedene im Stoffwechsel anfallende Säuren, darunter auch Harnsäure und Harnstoff.

Stoffwechselbedingte Krankheiten

Wenn der Stoffwechsel gestört ist, können verschiedene Krankheiten entstehen:

- **Diabetes mellitus** ist zum Beispiel eine Erkrankung des Kohlenhydratstoffwechsels, hier kommt es durch Insulinmangel zu einem erhöhten Blutzuckerspiegel. Meist ist sie genetisch bedingt (Typ 1) oder erworben (Typ 2). Die Auswirkungen des dauerhaft erhöhten Blutzuckerspiegels sind vielfältig, im Vordergrund stehen Gefäß- und Nervenschädigungen.
- **Gicht** ist eine Erkrankung des Eiweißstoffwechsels, hier fällt zu viel Harnsäure im Blut an. Sie kann genetisch bedingt oder erworben sein. Die Harnsäure kann sich in Gelenkspalten legen und schmerzhafte Entzündungen auslösen (Seite 17).
- **Hypercholesterinämie** ist eine Erkrankung des Fettstoffwechsels, sie kann genetisch bedingt oder erworben sein. Die Risiken eines zu hohen (LDL-)Cholesterinspiegels sind Arteriosklerose und deren Folgeerkrankungen wie Bluthochdruck und Gefäßverschlüsse.
- **Hypertriglyzeridämie** gehört ebenfalls zu den Fettstoffwechselstörungen. Sie ist gekennzeichnet durch einen dauerhaft erhöhten Triglyzeridspiegel im Blut. Ursachen und Risiken sind die gleichen wie bei der Hypercholesterinämie. Treten beide Erkrankungen zusammen auf, spricht man von Hyperlipidämie.
- **Osteoporose** ist eine Erkrankung des Mineralstoffwechsels, die durch die mangelnde Mineralisierung der Knochen gekennzeichnet ist. Dadurch brechen die Knochen leichter. Ursache dafür ist häufig eine genetische Disposition, aber auch das Alter, Bewegungsmangel, Ernährung, hormonelle Faktoren und weitere Grunderkrankungen.

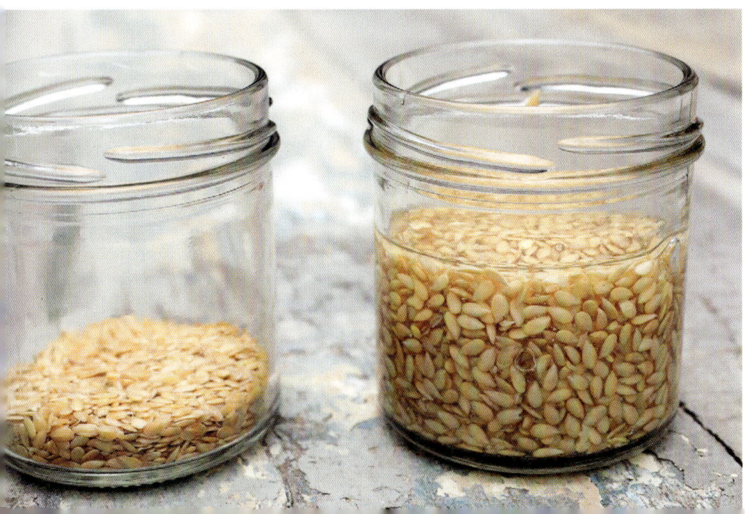

Der Leinsamen bindet Giftstoffe und regt die Darmbewegung an: eine Win-win-Situation.

Normalbetrieb und Überlastung

Müssen wir überhaupt entgiften? Das macht der Körper doch alles von allein und er braucht keine Unterstützung, glauben Sie? Doch, denn mit zunehmendem Alter und je nach Disposition und Lebensweise ist das nötig, weil die Ausscheidungskapazität des Körpers nachlässt.

Normalerweise stellt die Ausscheidung von Abfallstoffen für den Körper kein Problem dar, sie funktioniert, ohne dass wir es wirklich bemerken. Vielleicht fällt mal auf, dass der Schweiß unterschiedlich riecht, wenn sich die Regel ankündigt oder Sie gestresst sind; der Stuhl verschiedene Braun- und Gelbtöne hat, je nachdem was Sie gegessen haben; der Urin mal wässriger und mal konzentrierter ist, je nachdem wie viel Sie getrunken haben; oder die Haut nach übermäßigem Süßigkeitengenuss Pickel bildet. Aber es fällt plötzlich auf, weil es uns normalerweise eben nicht auffällt – weil Entgiftung quasi „geräuschlos" funktioniert. Unsere Ausscheidungsorgane sind für den Normalbetrieb gedacht, dann sind sie in der Lage, die anfallenden Entgiftungsaufgaben reibungslos zu erledigen und

Eine ausgewogene Ernährung ist die perfekte Grundlage für einen gut funktionierenden Stoffwechsel.

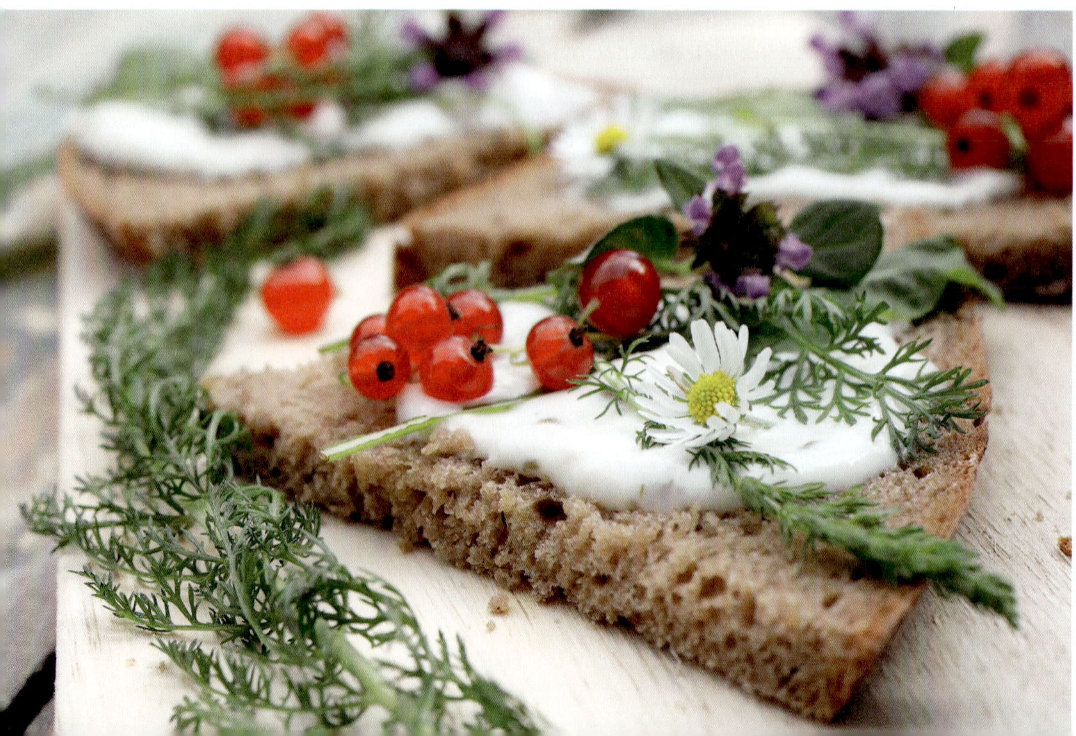

auch kurzfristige stärkere Belastungen auszugleichen. Es gibt jedoch einige Faktoren, die die Ausscheidungsorgane in ihrer Funktion längerfristig beeinträchtigen.

Stress

Wir Menschen reagieren unterschiedlich auf Belastungen: Was für den einen Stress ist, ist für den anderen sportliche Herausforderung. Kummer und Sorgen können die gleichen Stressreaktionen hervorrufen wie eine hohe Arbeitsbelastung, Mobbing, Lärm oder die Betreuung von Kindern. Menschen haben unterschiedliche Reizschwellen für Stressreaktionen und doch passiert immer dasselbe: Es werden Stresshormone ausgeschüttet, erst Adrenalin und dann Cortisol, häufig auch Prolaktin. Cortisol ist in diesem Zusammenhang das interessantere Stresshormon, da es bei lang anhaltender Stressbelastung zur Ermüdung der Nebennierenrinde führen kann – dem Ort, an dem es gebildet wird. In solchen Fällen kommt es früher oder später zur Erschöpfung, bis hin zum Burn-out.

Bei Stress geht es immer um kurzfristige Energiebereitstellung und nicht um Regeneration: Der Stoffwechsel wird hochgefahren, durch eine vermehrte Pumpleistung des Herzens und Erhöhung des Blutdrucks wird die Durchblutung verbessert, alles folgt dem uralten Muster des „fight or flight“ (kämpfen oder fliehen). Die sogenannten Ruheorgane werden in den Stand-by-Modus versetzt: Die Verdauung wird gehemmt, das Immunsystem heruntergefahren, die Niere hält Wasser zurück – alles, was für die Regeneration und langfristige Energiebereitstellung benötigt wird, wird zugunsten der kurzfristigen Energiebereitstellung zurückgestellt.

Störung der Verdauung

Verdauungsstörungen kommen sehr häufig vor und äußern sich in eher unspezifischen, allgemeinen Beschwerden: häufig vorkommende Blähungen, Völlegefühl, der Stuhlgang ist mal fest, mal breiig, mal häufig, mal selten. Sofern organische Erkrankungen wie eine Magenschleimhauterkrankung oder Gallensteine ausgeschlossen sind, spricht man in der Medizin von „funktionellen Beschwerden“, das heißt, die normalerweise geordnet ablaufenden Verdauungsvorgänge sind gestört, sie funktionieren nicht richtig. Hierfür gibt es verschiedene Ursachen, Stress ist eine davon. Es kann aber auch eine individuelle Schwäche vorliegen, oder es gab eine organische Erkrankung eines der Verdauungsorgane in der Vorgeschichte. Auch einige Medikamente können die Verdauung beeinträchtigen, wie zum Beispiel Protonenpumpenhemmer oder andere Säureblocker, Blutdruckmedikamente oder manche Schmerzmittel.

Einseitige Ernährung

Die häufigste Ursache für Verdauungsstörungen ist jedoch die Ernährung: Zu viel, zu schnell, zu fett, zu einseitig sind Stichworte in diesem Zusammenhang. Eine ballaststoffarme Ernährung lässt unseren Darm träge werden, bei zu vielen Fetten kann die Leber noch so fleißig Galle produzieren – es wird nie reichen. Und bei einer sehr fleischlastigen Ernährung fällt so viel Eiweiß an, dass selbst die fitteste Niere bei der Ausscheidung der Eiweißabfälle nicht hinterherkommt.

Die Trinkmenge

Um wasserlösliche Stoffe auszuscheiden, muss die Niere ausreichend durchspült werden. Ein Teil der notwendigen Flüssigkeit wird mit Obst und Gemüse zugeführt, der Rest durchs Trinken. Soweit die Theorie. Wenn ich aber wenig Obst und Gemüse zu mir nehme und generell wenig trinke oder wenn, dann vor allem Softdrinks oder Kaffee, wird es schwierig. Als Richtschnur dient: 1,5 l für einen Erwachsenen, am besten Wasser, dünne Saftschorlen oder dünne Tees – und das über den Tag verteilt.

Fremdstoffe

Wir ernähren uns alle unterschiedlich, jeder hat eigene Vorlieben und Gewohnheiten und vieles rund ums Essen wird uns vom Alltag diktiert.

INDUSTRIELL VERARBEITETE NAHRUNGSMITTEL: Nachteilig für ein gutes Funktionieren des Stoffwechsels ist, regelmäßig industriell verarbeitete Nahrungsmittel zu sich zu nehmen. Dabei werden viele künstliche Stoffe verwendet, um Geschmack, Konsistenz, Aussehen und Haltbarkeit zu beeinflussen. Die

Wasser abmessen oder Gläser zählen lohnt sich: 1,5 l sollte man täglich trinken.

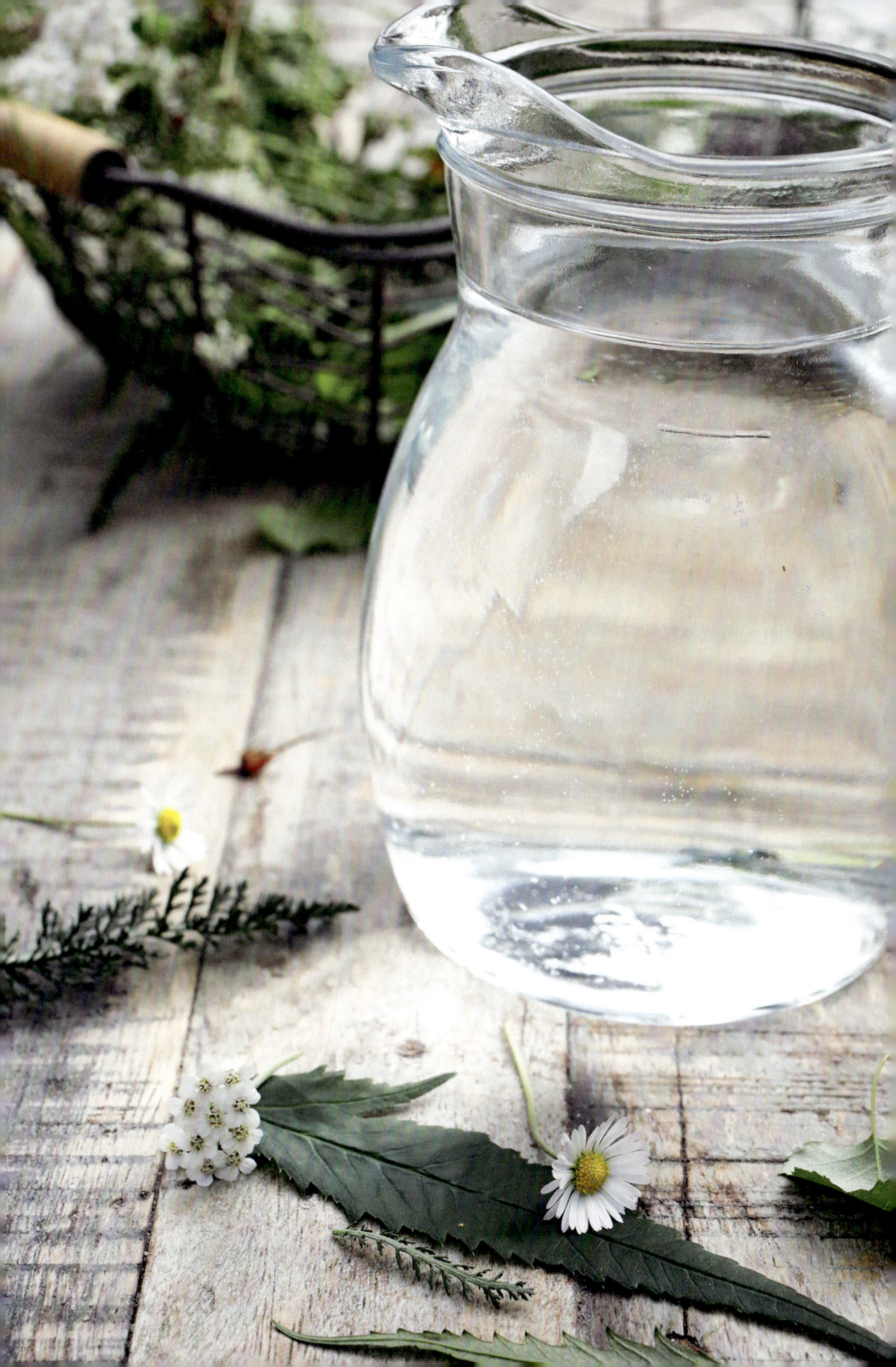

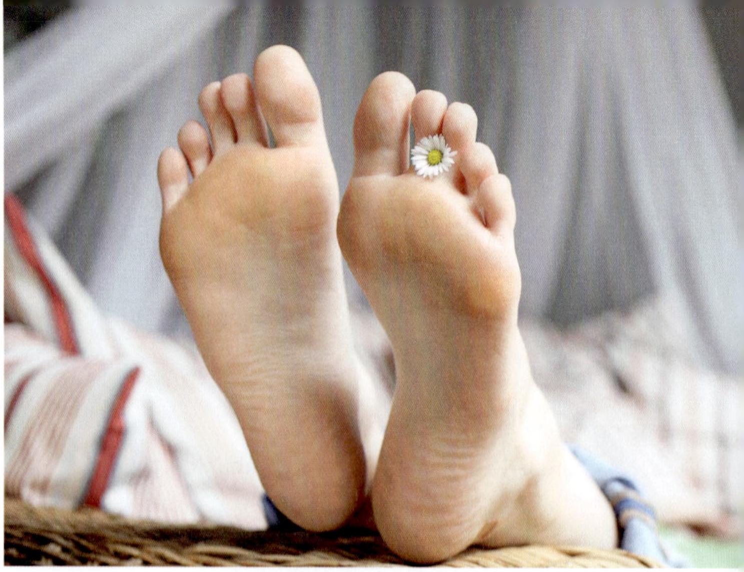

Die Füße hochlegen ist prima – aber erst nach dem Spaziergang ...

Liste schädlicher Stoffe ist lang – das mag ein alter Schuh sein, ist aber ein nach wie vor hochaktuelles Thema. Der Körper kann viele dieser künstlichen Konservierungsstoffe, Farbstoffe, Geschmacksverstärker und Emulgatoren nicht angemessen ausscheiden.

ALKOHOL UND NIKOTIN: Sie sind die alten „Verdächtigen", die unseren Stoffwechsel von außen kommend belasten. Hier empfehle ich, Maß zu halten. Bitte verstehen Sie mich nicht falsch, es geht mir nicht darum, Dinge zu verbieten, das entscheidet jeder für sich. Aber oft kommt eben eins zum anderen.

UMWELTGIFTE: Eine wichtige Rolle spielen auch die sogenannten endogenen Disruptoren, gemeint sind damit Stoffe, die in Kosmetika, Verpackungen, Farben etc. verarbeitet sind und hormonähnliche Wirkungen haben. Dazu gehören zum Beispiel Phtalate (Weichmacher), Bisphenol A (in zahlreichen Beschichtungen), aber auch Pestizide und Schwermetalle. Eine zunehmend wichtige Rolle spielt auch Mikroplastik, dessen genaue Auswirkungen auf den Organismus zurzeit untersucht werden. Diese Umweltgifte belasten unseren Stoffwechsel.

MEDIKAMENTE: Sie sind oft notwendig, können aber unsere Organe belasten. Gerade Menschen mit chronischen Erkrankungen sind auf die Einnahme von Medikamenten angewiesen, zum Beispiel bei rheumatischen Erkrankungen. Schmerzmittel führen früher oder später zu Einschränkungen der Leber- und Nierenfunktion, damit ist deren Ausscheidungsaktivität eingeschränkt. Dies zeigt sich dann bei weiterem Voranschreiten auch im Blut, hier kommt es zum Anstieg der harnpflichtigen Substanzen. Auch bei Leberzellschädigung durch Medikamente („erhöhte Leberwerte") kommt es zur Funktionseinschränkung der Leber.

INFEKTIONSKRANKHEITEN: Sie können ebenfalls ihre Spuren hinterlassen. So belasten die Toxine von Streptokokken zum Beispiel unsere Nieren und viele Viren belasten unsere Leber. Oft braucht es nach solchen Krankheiten eine ganze Weile, bis alles wieder rund läuft.

Bewegungsmangel

Bei Bewegung wird die Muskulatur gut durchblutet, bei Bewegungsmangel weniger. Wenn wir uns nicht ausreichend bewegen, dann lagern sich durch die Minderdurchblutung der Muskulatur Säuren ab, die sich zum Beispiel in druckschmerzhaften Stellen oder verhärteter Muskulatur zeigen. Seit einigen Jahren kursiert die pointierte Formulierung „Sitzen ist das neue Rauchen", die Bewegungsmangel als Risikofaktor für die Entstehung von Krankheiten nennt.

Alles eine Frage der Menge

Fällt zu viel an auszuscheidenden Substanzen, im eigentlichen Stoffwechsel und von außen aufgenommen, an, kommt die Ausscheidungskapazität unseres Körpers an seine Grenzen. Nun gilt es, dieses Zuviel irgendwie loszuwerden – und da kommt unser Bindegewebe ins Spiel. Dort werden sie quasi geparkt, um keinen Schaden anzurichten, und warten auf den Moment, wenn wieder Ausscheidungskapazitäten vorhanden sind. Das ist zwar vereinfacht beschrieben, trifft es aber gut. Diese Stoffwechselendprodukte und Fremdstoffe werden in naturheilkundlichen Kreisen als „Schlacken" bezeichnet. Der Begriff wird oft kritisiert, denn natürlich fallen keine Schlacken im eigentlichen Sinn an! Der Begriff beschreibt, wenn auch sehr grob, worum es geht: um ebendiese Abfallstoffe aus dem Stoffwechsel. Daher verwende ich den Begriff auch immer wieder in diesem Buch.

SCHLACKEN? WAS SOLL DAS SEIN?

An dem Begriff „Schlacken" scheiden sich die Geister. Er stammt aus dem Bereich der Stahlindustrie, gemeint ist damit der Abfall, der bei der Stahlherstellung übrig bleibt. In der Vorstellung der Altvorderen der Naturheilkunde handelte es sich dabei um Abfallstoffe des Stoffwechsels, die sich im Darm ablagern. Der Arzt Otto Buchinger, Begründer des Heilfastens, empfahl in den 1930er-Jahren, dass der Darm wie ein Ofenrohr regelmäßig gereinigt und entschlackt werden solle, damit er richtig funktionieren könne. Als Bild eignet sich der Begriff gut, um deutlich zu machen, dass es sich um Endprodukte handelt, die im Stoffwechsel entstehen und ausgeschieden werden müssen. Andere Begriffe wären vielleicht treffender und neutraler: ausscheidungspflichtige Substanzen, Stoffwechselendprodukte, Metaboliten oder Abfallstoffe.

Mülldeponie Bindegewebe

Stoffe, die erst einmal nicht ausgeschieden werden können, werden im Bindegewebe zwischengelagert. Hier kann es nun zu Veränderungen kommen, die Auswirkungen haben. Um das besser zu verstehen, schauen wir uns das Bindegewebe etwas genauer an.

Das Bindegewebe ist ein dreidimensionales Netz, welches das Epithelgewebe (dieser Gewebetyp kommt im Körper am häufigsten vor) und andere Gewebe stützt. Es besitzt normalerweise keine richtige Form und ist fast überall zwischen den Geweben, Organen und Gefäßen zu finden. Das Bindegewebe bildet das Gerüst aller Organe.

Die drei Hauptaufgaben des Bindegewebes sind: Stütze, Abwehr und Ernährung. Es gibt verschiedene Arten von Bindegewebe. Ich habe das, um es anschaulich zu machen, etwas zusammengefasst:

- **Das straffe (kollagene) Bindegewebe** besteht aus vielen Fasern, bildet die Kapseln von inneren Organen und findet sich in Sehnen und Bändern.
- **Das Stützgewebe** besteht aus Knochen- und Knorpelgewebe.
- **Das lockere (interstitielle) Bindegewebe** kommt im Körper des Menschen am häufigsten vor. Es verstärkt, stabilisiert und stützt die Organe und füllt die Lücken zwischen anderen Strukturen. Im Interstitium oder Zwischenzellgewebe, wie es auch genannt wird, befinden sich zudem zahlreiche Abwehrzellen.

Das interstitielle Bindegewebe ist der Ort, der für uns nun am interessantesten ist, denn hier findet der eigentliche Nährstoffaustausch statt. Die feinen Haargefäße bringen Sauerstoff und Nährstoffe zu den Organzellen und führen sauerstoffarmes Blut und Stoffwechselendprodukte ab. Auch Hormone und Botenstoffe aus den Nervenendigungen werden auf diesem Weg transportiert, um an entsprechende Zellrezeptoren anzudocken und Reaktionen auszulösen. Im Interstitium befinden sich auch Nervenendigungen, die elektrische Impulse weitergeben, und zahlreiche Abwehrzellen.

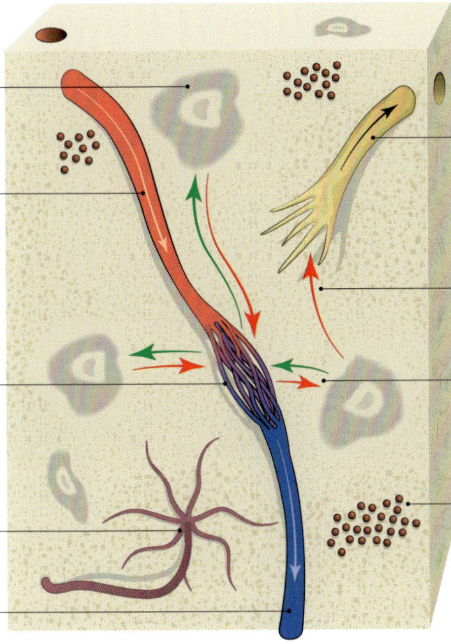

Im Raum zwischen Blutgefäßen und Körperzellen findet der Austausch von Nährstoffen und Informationen statt.

Für das Verständnis ist wichtig, dass die Kapillare keinen direkten Kontakt zu den zu versorgenden Organzellen haben, alle stofflichen Substanzen müssen durch diese „Transitstrecke“. Hier finden sich auch blind endende Lymphgefäße, die, einem Staubsauger ähnlich, Schlacken aus dem Interstitium einsammeln und abtransportieren.

PROTEOGLYKANE

Den Großteil des Interstitiums, also des lockeren Bindegewebes, machen sogenannte Proteoglykane aus, das sind großmolekulare Substanzen, die zu einem überwiegenden Anteil aus Kohlenhydraten und einem kleinen Anteil Proteinen bestehen. Diese Substanzen können Wasser binden, daher findet sich im Interstitium reichlich Wasser. Manchmal wird auch das Bild eines Meeres, in dem unsere Organe schwimmen, verwandt. Beispiele für solche Proteoglykane, die Ihnen vielleicht bekannt sind, sind Hyaluronsäure und Chondroitin. Beides sind Substanzen, die Wasser speichern: Hyaluronsäure polstert die Haut auf und vermindert Falten – das kennt man aus der Werbung von Tagescremes. Chondroitin ist Bestandteil unseres Knorpels und sorgt mit seiner Wasserbindung für einen schön aufgeplusterten Knorpel – und es ist häufig Bestandteil von Nahrungsergänzungsmitteln.

Das System der Grundregulation

Dr. Alfred Pischinger (1899–1983), ein österreichischer Arzt, bezeichnete das Interstitium als den Ort der sogenannten zentralen Grundregulation. Er zeigte mit seinen Studien und Theorien, was bis dahin viele wussten, aber nicht exakt formulieren konnten: Der Körper ist komplizierter als das aufwendigste Uhrwerk.

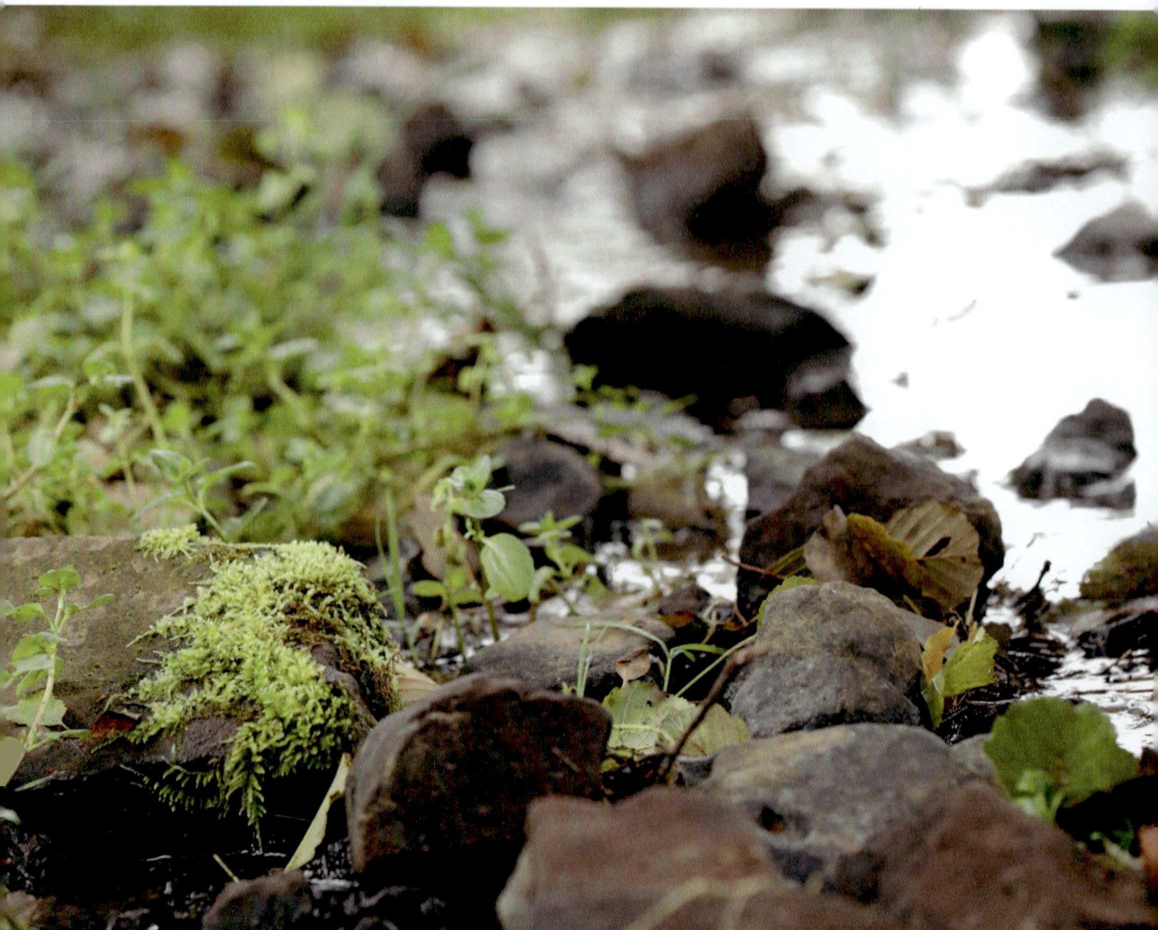

Wie in einem fließenden Bach wird Verbrauchtes und Verkrustetes nach und nach weggespült.

Alfred Pischinger belegte, dass der Körper aus vielen biologischen Systemen besteht, die alle miteinander vernetzt sind. Zwischen diesen Systemen besteht ein ständiger Austausch von Informationen in Form von Stoffen und Energie. Die Zufuhr einer bestimmten „Energie" – egal ob Medikamente, Wärme oder Strahlung – wirkt demnach nicht nur an einer bestimmten Stelle, sondern deren Information breitet sich buchstäblich blitzschnell im gesamten Organismus aus.

Das wichtigste Medium für die Informationsausbreitung zwischen den Systemen ist nach Pischinger die extrazelluläre Flüssigkeit im interstitiellen Bindegewebe. Diese „Grundsubstanz", wie er es nannte, ist das zentrale Regulationsorgan des menschlichen Organismus: Hier werden alle Stoffe „gefiltert", die jede Zelle zur Verarbeitung und zum Leben benötigt. Die Filterfunktion übernehmen die sogenannten Proteoglykane (mehr dazu im Kasten Seite 29), sie verbinden die Kollagenfasern in der Grundsubstanz miteinander. Sie sind aufgefasert und hängen an einer zentralen Eiweißkette, ähnlich wie eine Flaschen- oder Toilettenbürste. Die Vorstellung von Pischinger war, dass sich im Laufe der Jahre und Jahrzehnte in diesem Bereich „Abfälle" anhäufen, die eben nicht mehr wie vorgesehen entsorgt werden, sondern auf dem Weg zur Zelle hin und von der Zelle weg einfach „liegen bleiben". Je mehr dieser Abfälle (Schlacken) sich dort ansammeln, desto schwieriger wird die Versorgung der Zellen mit sauerstoff- und nährstoffreichem Blut.

VERWIRRT ÜBER DIE VERSCHIEDENEN BEGRIFFE?

Man verwendet für „Grundsubstanz" auch andere Begriffe: Ich habe die Begriffe interstitielles Bindegewebe, Interstitium und Zwischenzellgewebe verwendet, oft wird aber auch von der Matrix oder dem Pischinger Raum gesprochen – es bedeutet alles dasselbe.

Die Auswirkungen von Störungen

Nicht nur der Nährstoff- und Sauerstoffaustausch sind durch die Schlacken gestört, auch Informationen des Nervensystems können nur eingeschränkt weitergegeben werden. Damit besteht eine Störung auf der Informationsebene, die weitreichende, wenn auch nicht unmittelbar wahrnehmbare Auswirkungen hat. Auch der pH-Wert im Gewebe verändert sich und durch den Sauerstoffmangel kommt es langfristig zur Schädigung von Zellen.

Als Folge davon ist die Fähigkeit des Körpers zur Selbstregulation (Homöostase) gestört. Diese Selbstregulation ist jedoch die wichtigste Voraussetzung für Gesundheit und Selbstheilung. Das, was in der Naturheilkunde als „innerer Arzt" bezeichnet wird, den es zu aktivieren gilt, ist vielleicht am ehesten mit der Fähigkeit des Körpers zur Selbstregulation zu übersetzen.

Ist die Fähigkeit des Körpers zur Selbstregulation gestört, dann hat dies zwar kurzfristig keine spürbaren Auswirkungen. Langfristig können sich aber unterschiedliche Beschwerden zeigen, die eher unspezifisch und dadurch schwer zuzuordnen sind:

- Körperliche Anfälligkeiten
- Zunehmende Schmerzempfindlichkeit
- Längere Heilungsprozesse
- Körperliche und geistige Leistungsminderung
- Entgleisungen des Immunsystems (Abwehrschwäche, Allergien, Autoimmunerkrankungen)
- Wetterfühligkeit
- Müdigkeit und Antriebslosigkeit
- Stimmungsschwankungen

Diese sehr allgemeinen Symptome können selbstverständlich auch andere Ursachen haben, die zuallererst abgeklärt werden müssen: Hinter einer Müdigkeit kann sich auch eine Depression, eine Überlastung, eine hormonelle Störung, niedriger Blutdruck, eine Anämie und mehr verbergen. Zu den eher allgemeinen Beschwerden können sich auch deutlichere Anzeichen, das heißt körperliche Symptome der „Verschlackung", gesellen:

- Erscheinungen auf der Haut (Ekzeme, Pickel)
- Haarausfall
- Chronische Schleimhautsekretion (zum Beispiel hartnäckiger Schnupfen)
- Rheumatische Beschwerden
- Verspannte Muskulatur
- Chronische Schmerzzustände
- Cellulite
- Hormonelle Entgleisungen

Homöostase

Haben Sie sich schon einmal Gedanken darüber gemacht, wie unser Körper es hinbekommt, permanent auf äußere und innere Einflüsse zu reagieren? Und warum Menschen, die sich wenig bewegen, körperlich leistungsschwacher sind als die, die sich viel bewegen? Jeder Mensch besitzt ein individuelles Gleichgewicht, das sich nach den alltäglichen, sich wiederho-

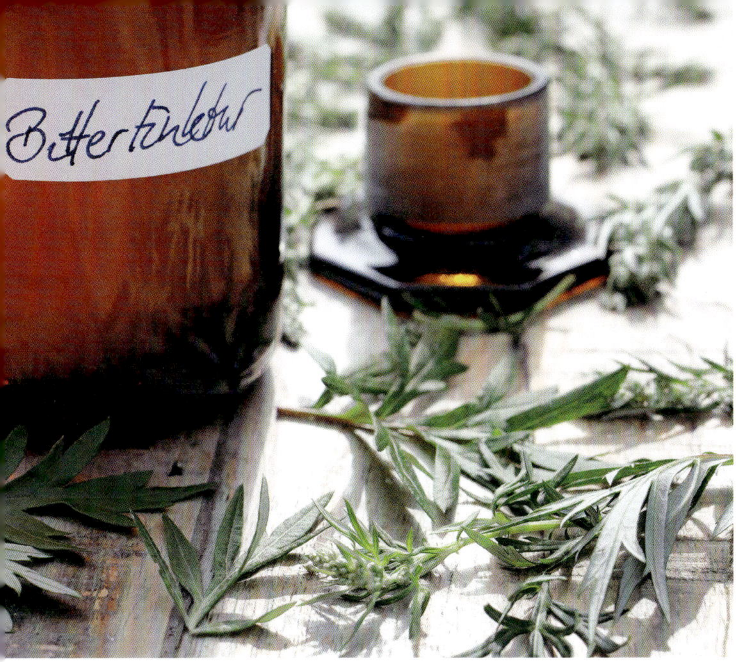

Bitterstoffe spielen bei der Entlastung des Bindegewebes eine Rolle.

lenden Belastungen ausrichtet. So können wir durch gezieltes Training unsere Leistung steigern und brauchen nach langer Krankheit eine Weile, bis wir zu alter Kraft zurückgefunden haben. Die Eigenschaft des Körpers, die inneren Vorgänge stets der aktuellen Anforderung anzupassen, wird als Homöostase bezeichnet. Der Begriff kommt aus dem Griechischen: *homoios* = gleich und *stasis* = bleibender Zustand.

Der Körper ist stets bestrebt, lebensnotwendige Funktionen aufrechtzuerhalten und bei Störung den Normal-Zustand durch Regelung wiederherzustellen. Zwischen der Belastung und der Anpassungsreaktion des Körpers besteht ein dynamisches Gleichgewicht. Bei diesem Vorgang sind verschiedene Systeme des Körpers beteiligt. Die Kommandozentrale liegt im Gehirn, das mit Befehlen auf Informationen durch Botenstoffe reagiert. Bekommt es beispielsweise die Info, dass zu wenig getrunken wurde, dann regt es die Produktion eines Hormons an, das ein Durstgefühl auslöst. Fällt der Blutzucker ab und wir fühlen uns schwach, dann wird die Freisetzung von Speicherzucker (Glykogen) aus der Leber angeregt. Und so funktioniert das unentwegt, ohne dass wir das mitbekommen. Ein gebräuchliches Bild ist der Vergleich mit einem Thermostat, das sowohl an eine Klimaanlage als auch an eine Heizung gekoppelt ist. Das Thermostat schaltet die Heizung ein, wenn die Temperatur abfällt, bei einem Temperaturanstieg wird dementsprechend die Klimaanlage eingeschaltet.

Für unseren Stoffwechsel bedeutet das, dass er sich permanent an neue Situationen anpassen muss. Und da die Informationsübertragung vor allem im Zwischenzellgewebe stattfindet, ist es wichtig, dass der Informationsfluss immer reibungslos funktioniert.

STRESS LASS NACH!

Stress führt zu Verschlackung – nicht allein, aber es kommt eins zum anderen. Bei Stress geht es darum, Energie kurzfristig bereitzustellen. Alles, was der Regeneration dient, auch die Ausscheidung von Stoffwechselendprodukten, wird zurückgestellt.

Entspannung ist ein ganz wichtiger Faktor, um gut entgiften zu können. Die in den letzten Jahren auch bei uns sehr populär gewordene Technik des Waldbadens ist eine gut geeignete Möglichkeit zum Entspannen, unsere Lunge und nebenbei auch noch das Immunsystem zu stärken. In Japan wird es gestressten Großstädtern als *shinrin yoku* sogar auf Rezept verordnet. Wussten Sie, dass bereits 1927 die sogenannte Silvothérapie als Präventionsmethode zur Stärkung und Gesundheitsförderung in Frankreich anerkannt wurde? Zu übersetzen ist das am einfachsten mit: Waldtherapie. Wie so vieles geriet diese einfache Methode in Vergessenheit und erlebt erfreulicherweise nun eine Renaissance.

Beim Waldbaden gibt es keine strengen Vorschriften, wie es abzulaufen hat, wichtig ist, dass Sie regelmäßig Waldspaziergänge unternehmen, am besten lassen Sie sich dabei ohne Ziel einfach treiben. Beim richtigen Waldbaden legt man 1 km in 1 Stunde zurück. Bei dem Tempo fallen plötzlich lauter Kleinigkeiten auf: Insekten, Steine, Hölzer ... alles Dinge, an denen Sie sonst vorbeigelaufen wären. Das ist eine gute Technik, um unseren Nerv der Ruhe, den Vagusnerv – Gegenspieler des Sympathikus –, anzusprechen und in die Entspannung zu kommen.

Hildegard von Bingen prägte übrigens bereits im 12. Jahrhundert den Begriff Viriditas (von lateinisch *viridis* = grün), der mit Grünkraft übersetzt wird und eine Grundkraft bezeichnet, die die gesamte Natur, also Menschen, Tiere, Pflanzen und Mineralien, besitzen soll. Auch sie, wie alle Altvorderen der Naturheilkunde, war der Überzeugung, dass der Natur eine heilende Kraft innewohnt.

Der Wald als „grüne Lunge“: Die frische, würzige Luft lässt uns tiefer durchatmen und entspannen.

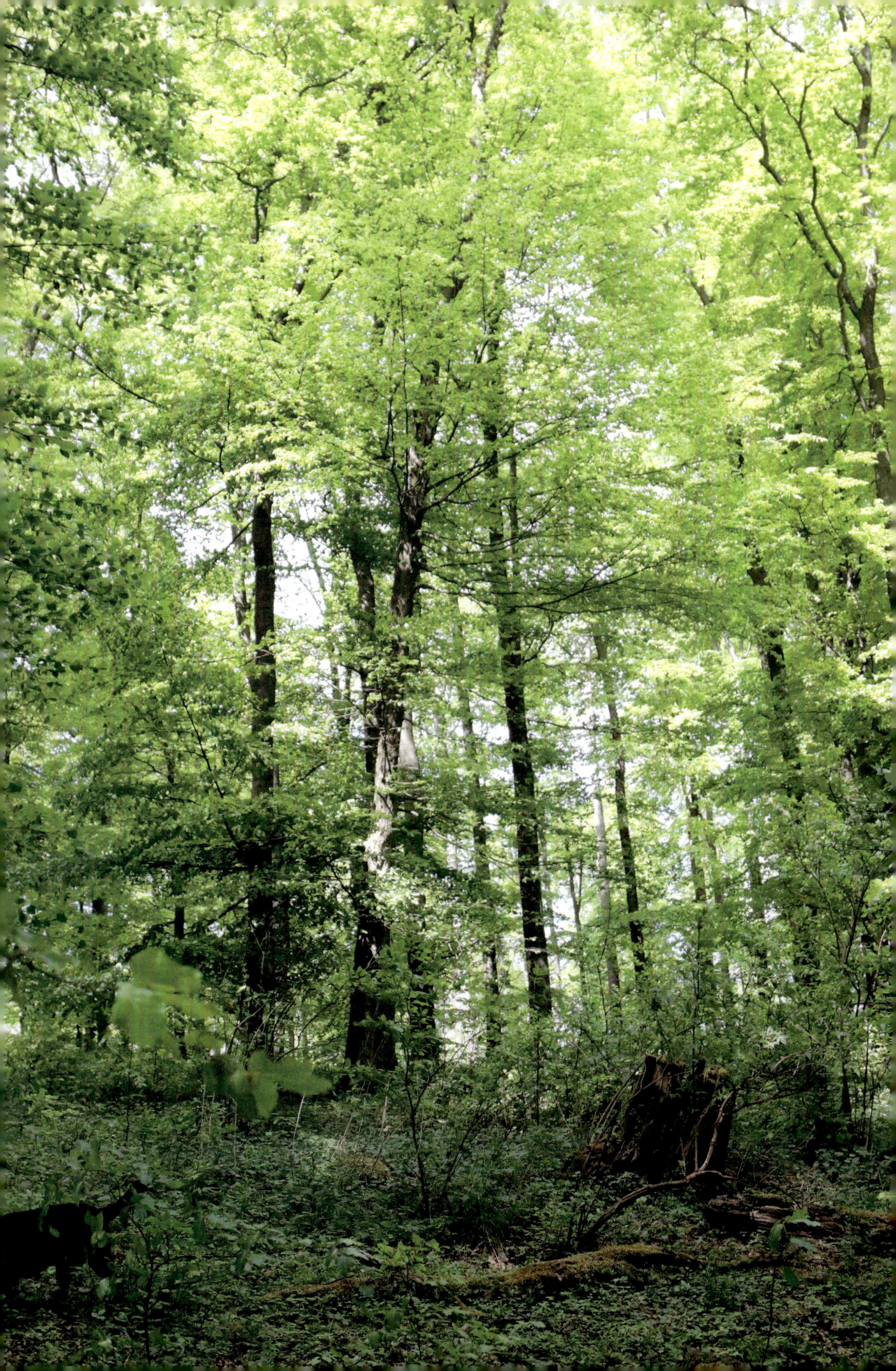

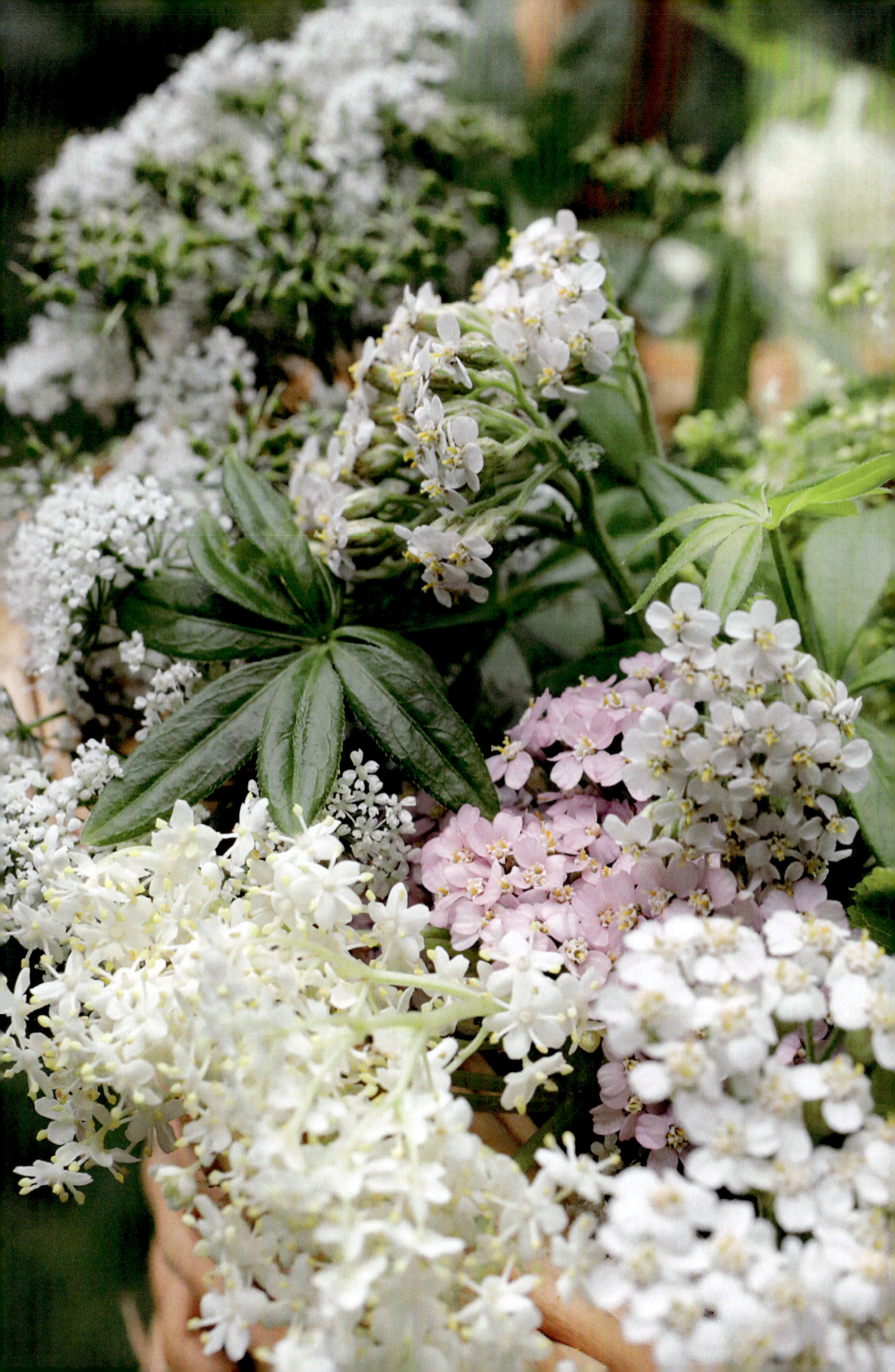

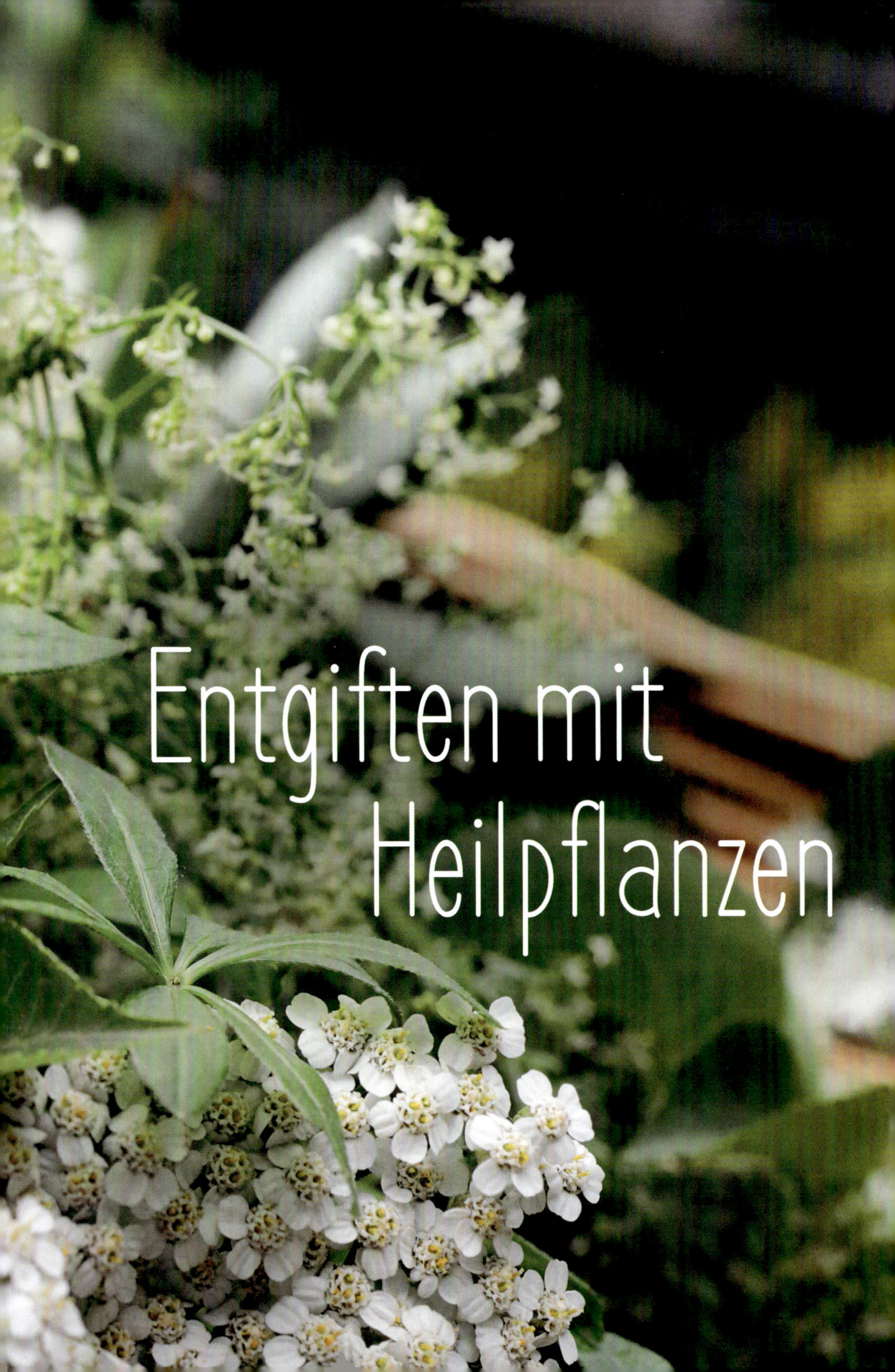
Entgiften mit
Heilpflanzen

Die Wirkung von Heilpflanzen

Ganz selbstverständlich verwenden wir Heil- und Gewürzpflanzen zum Kochen und für Tees oder medizinische Anwendungen. Diesbezüglich blicken wir auf eine lange Tradition zurück: Durch archäologische Funde wissen wir, dass schon in der Steinzeit mit Pflanzen geheilt wurde.

Seit meiner Jugend interessiere ich mich für Heilpflanzen und ihre medizinische Verwendung, für mich war dies der Weg in die Naturheilkunde. Besonders fasziniert haben mich einfache, überschaubare Anwendungen, zu denen ich im Laufe meiner über dreißjgjährigen Berufstätigkeit als Heilpraktikerin immer mehr zurückkehre. Gerade in Bezug auf das Thema Entgiftung bieten sich einheimische Heilpflanzen, die oft genug vor unserer Haustür wachsen, an. Die Grenze zwischen vorbeugend-gesunder Ernährung und gezieltem Heilungseinsatz ist bei Heilpflanzen oft schwer zu ziehen. Eine Gründonnerstagssuppe oder die Frankfurter „Grüne Soße" sind eben nicht nur richtig lecker, sondern auch richtig gesund und lösen zahlreiche Reaktionen im Stoffwechsel aus. Ich möchte Ihnen im Folgenden Heilpflanzen vorstellen, die sich für die Entgiftung bewährt haben. Die Auswahl ist willkürlich und beruht auf Erfahrung, unterstützt durch aktuelle wissenschaftliche Erkenntnisse über Wirkmechanismen der Inhaltsstoffe.

Heilpflanzen lösen Reaktionen im Körper aus; das haben wir alle schon erfahren: Jeder, der ein gut gewürztes orientalisches Essen zu sich genommen hat, spürt die Wärme im Bauch, und Sauerkraut mit Kümmel oder Rotkohl mit Wacholder und Nelke sind einfach bekömmlicher als ohne. Der festsitzende Schleim einer Erkältung löst sich leichter mit einem Ingwertee und eine Wunde heilt besser ab, wenn ich Kamillensalbe auf die Wundränder gebe. Heilpflanzen sind für viele Menschen gar nicht wegzudenken aus ihrem Alltag.

Was wirkt denn da?

Bei den meisten Wirkstoffen handelt es sich um sogenannte sekundäre Pflanzenstoffe. Sie haben vor allem schützende Aufgaben und sind für den primären Stoffwechsel der Pflanze nicht notwendig. Eine Pflanze ist festgewachsen, Wind und

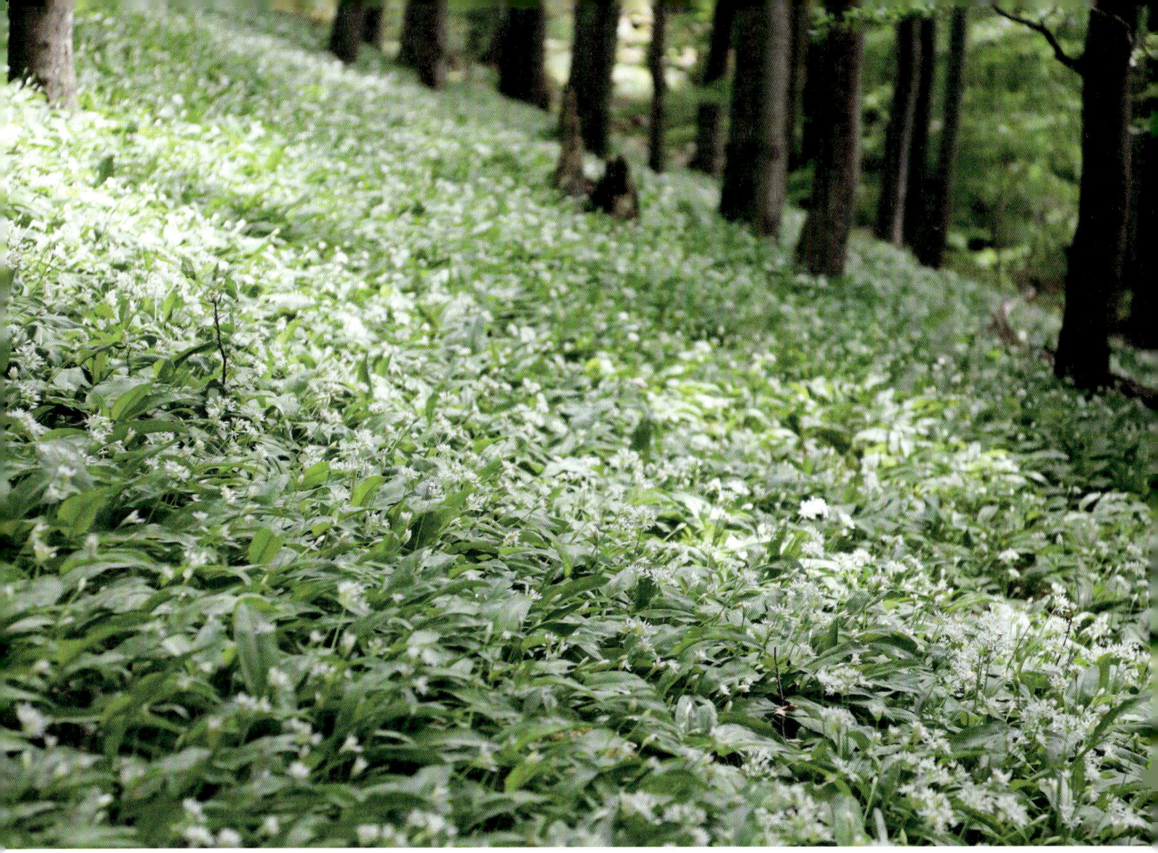

Meistens müssen wir nicht weit laufen, um Heilpflanzen zu finden.

Wetter ausgesetzt, und kann nicht fortlaufen, auch nicht in den Schatten gehen oder eine Jacke anziehen. Also muss sie sich anders helfen: Sie bildet Stoffe, die sie vor Sonnenbrand und anderen schädlichen Einflüssen schützen – die Flavonoide. Bitterstoffe schützen sie davor, gefressen zu werde. Ätherische Öle locken Insekten an oder vertreiben sie und schützen gleichzeitig vor Viren, Bakterien und Pilzen, dagegen schützen auch Saponine. Schleimstoffe speichern Wasser und schützen vor Austrocknung. Und Gerbstoffe dichten Pflanzenteile ab und schützen vor Fäulnis. Dies ist nur ein grober Überblick, es gibt zahlreiche weitere Wirkstoffe mit sehr spezifischen Aufgaben.

Dass Heilpflanzen im menschlichen (oder tierischen) Organismus ähnliche Wirkungen haben wie in der Pflanze ist zugegebenermaßen sehr schwer vorstellbar und trifft so vereinfacht auch nicht auf alle Pflanzenwirkstoffe zu. Dennoch profitieren wir davon, dass wir uns im Laufe der Evolution mit der sich ständig verändernden Natur arrangiert haben. Unsere Sinne, unser ganzes Nervensystem hat sich an Naturstoffe gewöhnt, Rezeptoren interagieren mit ihnen und lösen Reaktionen im Körper aus. Man vergisst leicht, dass die meisten synthetisch hergestellten Arzneimittel ihre Vorbilder in Naturstoffen haben.

Wichtiges im Umgang mit Heilpflanzen

Bevor ich im Folgenden die verschiedenen Ausscheidungsorgane des Körpers durchgehe und passende Heilpflanzen vorstelle, möchte ich an dieser Stelle Grundlegendes ansprechen, um Ihnen bei der Anwendung von Heilpflanzen Sicherheit zu geben.

Heilpflanzen können Sie selbstverständlich selber sammeln, es gilt jedoch, ein paar Dinge zu beachten. Richtig ausführlich können Sie darüber auf Seite 122 lesen, dennoch möchte ich bereits hier auf ein paar Aspekte eingehen.

Der Standort der Pflanze ist wichtig, denn es sollen ja keine schädlichen Stoffe in unserem Tee landen. Es bietet sich, sofern Sie nichts Giftiges versprühen, zuallererst einmal Ihr Garten oder Balkon an. Ansonsten achten Sie bitte auf einen unbelasteten Standort.

Der Erntezeitpunkt ist entscheidend, wenn man Heilpflanzen medizinisch und nicht nur zum Genuss einsetzen möchte. Grob kann man sagen, dass im Sommer die Hauptsammelzeit für alles Oberirdische ist: Stängel, Blatt und Blüte. Beim Trocknen lassen Sie bitte Vorsicht walten, denn zu langsames Trocknen kann zu Schimmel führen, und das Trocknen im Backofen vertragen unsere aromatischen Kräuter nicht.

Und falls Sie sich schon einmal gefragt haben, warum im Zusammenhang mit Heilpflanzen von „Drogen" die Rede ist, dann ist auch hier Aufklärung gefragt: Gemeint sind damit keinesfalls bewusstseinserweiternde Pflanzen (die auch medizinisch eingesetzt werden können), sondern der getrocknete medizinisch verwendete Pflanzenteil. Bei der Pfefferminze ist es zum Beispiel das Blatt und beim Thymian das blühende Kraut, also alles, was oberirdisch wächst. Das ist durch das sogenannte Arzneibuch genau festgelegt – es handelt sich um die Pflanzenteile, die den höchsten Wirkstoffgehalt haben. Hierfür gibt es dann auch lateinische Bezeichnungen, die weltweit verwendet werden, so weiß die Apothekerin in Peru genauso wie der Apotheker in Wanne-Eickel was gemeint ist, wenn Sie mit einem therapeutischen Teerezept in die Apotheke gehen.

Aber jetzt soll es erst einmal um die Anwendung von Heilpflanzen zur Entgiftung gehen. Dafür stelle ich auf den folgenden Seiten die Ausscheidungsorgane und die ihnen zugeordneten Heilpflanzen vor und gehe dabei auch auf einzelne Wirkstoffe ein. Im Anschluss folgt dann die „Praxis", hier erkläre ich, wie Sie systematisch und kurmäßig Entschlackungskuren zu Hause durchführen können.

LATEINISCHE DROGENBEZEICHNUNGEN

Kraut: herba (zur Blütezeit gesammelt: Stängel, Blatt und Blüte)
Blatt: folium
Blüte: flos
Wurzel: radix
Wurzelstock: rhizoma
Frucht: fructus
Samen: semen

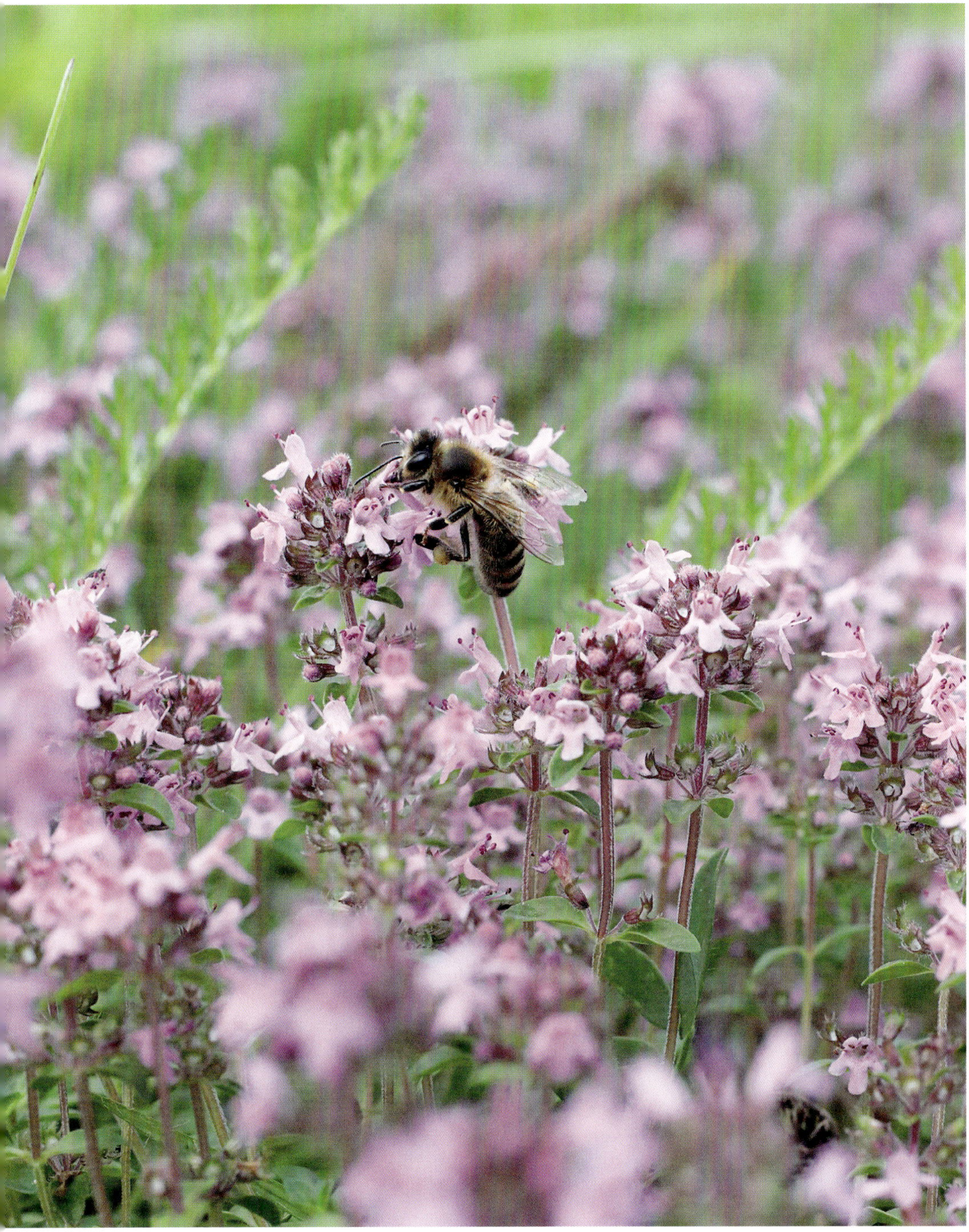

Die Biene weiß, wie man sammelt: behutsam und rücksichtsvoll.

Das Lymphsystem

Das Lymphsystem ist neben dem Blutkreislauf das zweite große Transportsystem in unserem Körper. Es hat drei Aufgaben: Drainage, Transport und Reinigung, Abwehr. Das Vorhandensein des Lymphsystems bemerkt man oft erst bei einem Infekt, wenn die Lymphknoten vergrößert sind.

Ähnlich wie der Blutkreislauf transportiert das Lymphsystem Flüssigkeit, die Lymphe, durch den Körper und legt dabei beachtliche Strecken zurück. Die Gefäße des Lymphsystems verlaufen parallel zu den Blutgefäßen. Doch gibt es Unterschiede zwischen dem Blutkreislauf und dem Lymphsystem:

BLUTKREISLAUF	LYMPHSYSTEM
Der Blutkreislauf ist ein in sich geschlossenes System ohne Anfang und Ende.	Das Lymphsystem ist ein offenes System mit Anfang und Ende. Kleinste offene Lymphgefäße sammeln im Gewebe Flüssigkeit ein, die in immer größer werdenden Gefäßen zahlreiche Lymphknoten zur Kontrolle der Zusammensetzung und Gefahrenabwehr passieren. Schließlich landet die Lymphe im Blutkreislauf und wird über Niere und Leber ausgeschieden.
Der Blutkreislauf wird vom Herz als zentrale Pumpe angetrieben.	Das Lymphsystem hat keine zentrale Pumpe. Lymphgefäße sind, wie die Venen, mit Klappen ausgestattet, die wie ein Ventil den Transport der Lymphe gegen die Schwerkraft ermöglichen. Den Abschnitt zwischen zwei Klappen nennt man ein Lymphangion. Jeder Abschnitt hat seinen eigenen kleinen Signalgeber: ein kleines Lymphherz. Durch das Zusammenziehen wird die Lymphe mit rhythmischen Bewegungen von einem Angion zum nächsten gepumpt. Ohne die zusätzlichen Körper- und Muskelbewegungen sowie die Atembewegungen hätte es jedoch Probleme, im Fluss zu bleiben.

Das Lymphsystem besteht aus der Lymphflüssigkeit, verzweigten Lymphgefäßen, zwischengeschalteten Lymphknoten und den anderen lymphatischen Organen, die vor allem der Bildung, Aktivierung und Spezialisierung der Abwehrzellen dienen. Zu den lymphatischen Organen gehören: die Milz, die Thymusdrüse, das lymphatische Gewebe der Atemwege und das lymphatische Gewebe im Darm. Sie alle haben mehr oder weniger wichtige Aufgaben in der Gefahrenabwehr.

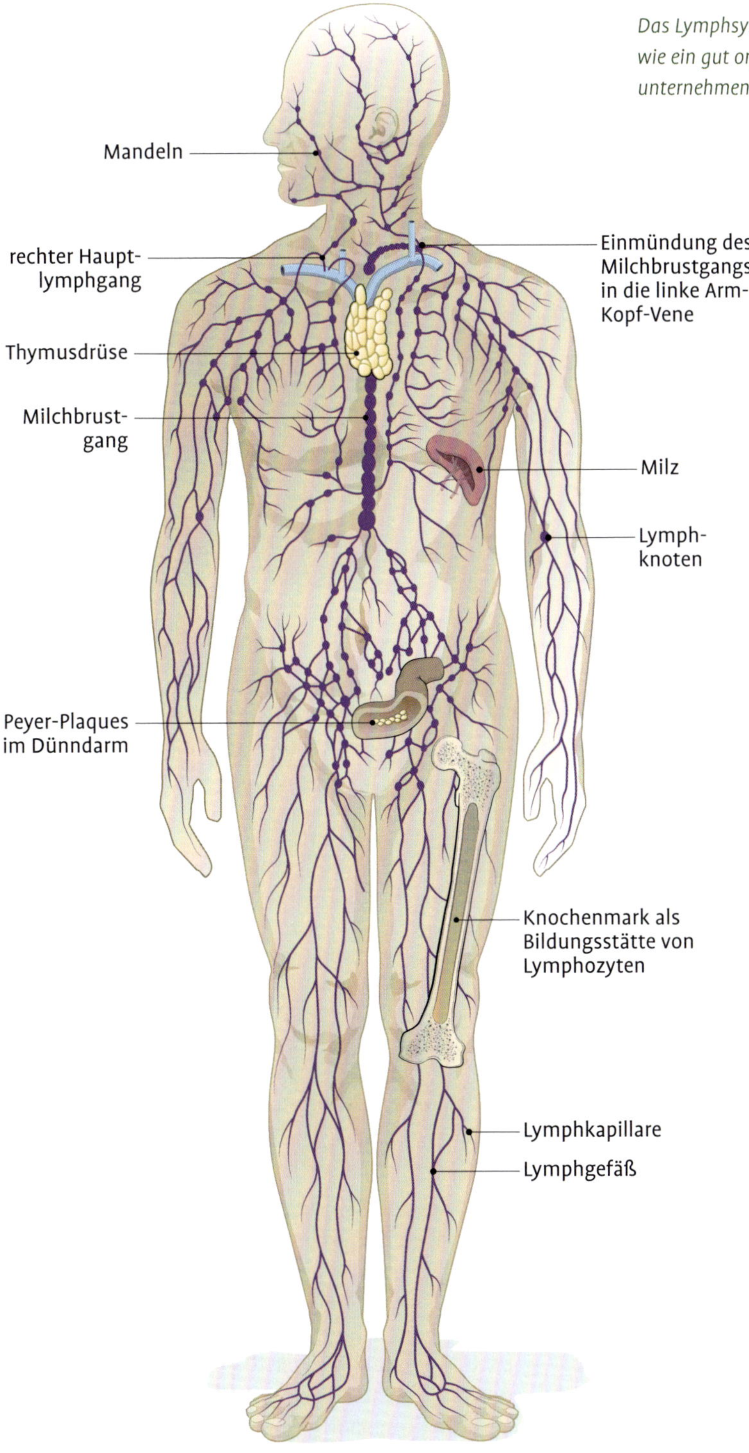

Das Lymphsystem funktioniert wie ein gut organisiertes Reinigungs-unternehmen.

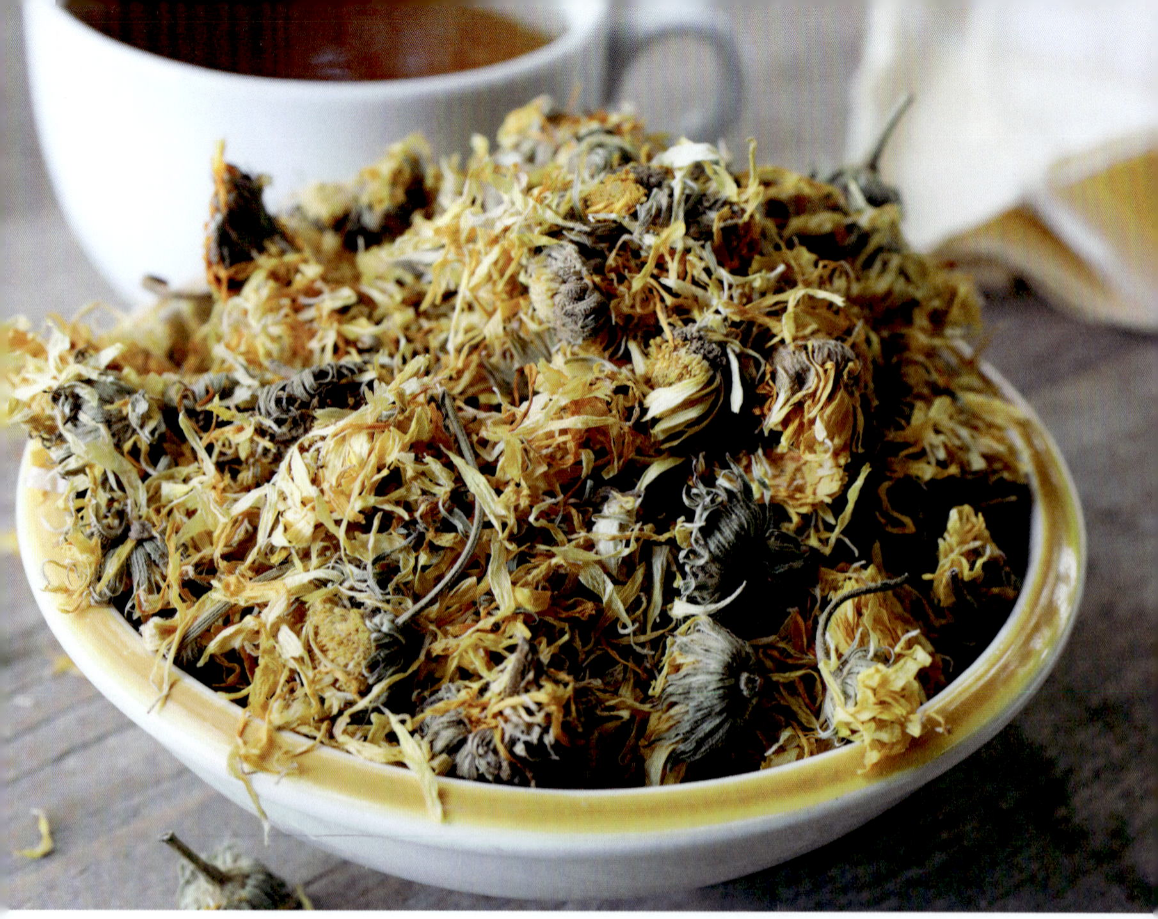

Die Ringelblume ist eine alt bewährte Heilpflanze, die den Lymphfluss anregt.

Wie entsteht die Lymphe?

Der Name Lymphe stammt vom lateinischen *lympha* = klares Wasser, wobei die Flüssigkeit eigentlich eher milchig trüb ist. Zur Erinnerung: Mit dem Blut werden die gelösten Nährstoffe und Informationen transportiert und im Bereich der feinsten Blutgefäße, also der Kapillaren, tritt das Blutplasma mit den darin enthaltenen Stoffen ins Gewebe, um die Organzellen zu ernähren. Diese Gewebeflüssigkeit wird zur Lymphe, wenn sie in die blind endenden Lymphgefäße, die wie Drainagerohre fungieren, übergeht.

Aufgaben des Lymphsystems

Unser Augenmerk soll hier auf den für das Thema Entgiftung wichtigen Aufgaben liegen: Drainage, Transport und Reinigung.

Die Lymphe nimmt sowohl die Flüssigkeit als auch die Stoffe aus dem Gewebe auf, die abtransportiert werden müssen, die sogenannte lymphpflichtige Last. Täglich sammeln sich so in den Lymphbahnen mehrere Liter dieser Flüssigkeit. Seit 2017 weiß man, dass sich auch im Gehirn Lymphgefäße befinden, die Abfallstoffe abtransportieren. Zur lymphpflichtigen Last gehören:

- **Eiweiße:** Nur die Lymphgefäße sind in der Lage, diese großen Moleküle aus dem Gewebe aufzunehmen und dem Stoffwechsel zuzuführen.
- **Fette:** Da diese nicht wasserlöslich sind, müssen sie in „Transport-Vehikel" verpackt werden. Dadurch werden Fettmoleküle so groß, dass sie nicht vom Blut transportiert werden können, sondern von den Lymphgefäßen aufgenommen werden müssen.
- **Zellen und Zelltrümmer:** Das sind vor allem Blutkörperchen, Krankheitserreger, Fremdkörper oder Zellen, die aus dem Gewebe entfernt werden müssen – zum Beispiel, wenn die abgestorbenen Blut- und Zellreste eines blauen Fleckes beseitigt werden müssen.
- **Giftstoffe**
- oder auch die Farbpigmente eines Tattoos

Die Reinigung der Lymphe findet in den Lymphknoten statt: Diese rund 600 „Filterstationen" finden sich in regelmäßigen Abständen gruppenweise entlang der Lymphgefäße: In der Leiste, am Hals und in den Achselhöhlen, aber auch im Bauchraum finden sich sehr viele Lymphknoten. Hier werden Gifte neutralisiert, Bakterien eliminiert, Zellbruchstücke recycelt und Krebszellen aufgefressen. Außerdem fungieren die Lymphknoten als eine Art Ausbildungslager für bestimmte Abwehrzellen (Lymphozyten).

Was geschieht, wenn der Lymphabfluss behindert ist?

Ist der Lymphfluss verlangsamt, kann es zu Schwellungen (Ödemen) kommen, meist an den Füßen und Händen, aber auch im Gesicht. Ein Beispiel: Wenn im Rahmen der Brustkrebstherapie Lymphknoten in der Achselhöhle entfernt werden, kommt es zum Lymphstau im Arm. Hier wird der Lymphabfluss dann durch eine gezielte manuelle Lymphdrainage angeregt. Oft jedoch liegt die Ursache eines Lymphstaus in einem überlasteten Lymphsystem. Bei einem überlasteten oder nur eingeschränkt funktionierenden Lymphsystem gelangt nun die teilweise ungereinigte Lymphe ins Blut und belastet die Ausscheidungsorgane.

Auch Cellulite kann von einem teildefekten oder überlasteten Lymphsystem mitverursacht sein. Mit fortschreitendem Alter sind 80–90 % aller Frauen von Cellulite betroffen. Das hat mit der Bindegewebsstruktur zu tun: Die in der Unterhaut liegenden kollagenen Bindegewebsfasern bilden nicht so feste Gitterstrukturen wie bei Männern, dadurch können sich mehr

ÖDEM IST NICHT GLEICH ÖDEM

Flüssigkeitseinlagerungen im Körpergewebe müssen immer aufmerksam beobachtet und medizinisch abgeklärt werden, denn hinter ihnen können sich auch schwerwiegende Erkrankungen verbergen:

Venöse Durchblutungsstörungen: Typisch hierfür sind die schweren, geschwollenen Beine nach langem Stehen oder Sitzen mit Schwerpunkt in den Sommermonaten. In der Nacht schwellen die Beine wieder ab.

Hormonell bedingte Ödeme: Im Rahmen eines Prämenstruellen Syndroms (PMS) kann es zu Wassereinlagerungen in den Beinen kommen. Typisch hierfür ist das Auftreten in der zweiten Zyklushälfte. Auch in der Schwangerschaft kommt es zu Beinödemen.

Eingeschränkte Herztätigkeit: Bei einer Herzinsuffizienz kommt es vor allem in den Beinen zu Wassereinlagerungen. Begleitend treten eine Leistungseinschränkung, Kurzatmigkeit und häufiges nächtliches Wasserlassen auf.

Eingeschränkte Nierentätigkeit: Wenn die Leistung der Nieren unzureichend ist, lagert sich Flüssigkeit im ganzen Körper ab. Typisch hierfür sind die geschwollenen Augenlider am Morgen.

Eingeschränkte Lebertätigkeit: Typisch hierfür sind Wassereinlagerungen im Bauchraum.

Flüssigkeit und Fett einlagern. Meist ist dies konstitutionell bedingt. Übergewicht und Bewegungsmangel können eine Mitursache sein, aber auch Sportlerinnen sind davon betroffen. Eher kommen hier wieder verschiedene Faktoren zusammen, denn eine Übersäuerung des Bindegewebes führt dazu, dass die Elastizität der Fasern nachlässt. Wird der Lymphfluss auch in den von Cellulite befallenen Regionen angeregt, reduziert man hier sowohl die Giftbelastung als auch die Lymphanhäufung, was zu einer Besserung der Cellulite führt. (Auf Seite 144 finden Sie übrigens Tipps zur Anregung der lokalen Hautdurchblutung.)

Heilpflanzen für das Lymphsystem

Im Folgenden möchte ich Ihnen Pflanzen vorstellen, die eine lymphabflussfördernde Wirkung haben. Dies ist nicht für jede Pflanze eindeutig wissenschaftlich zu belegen. Was man jedoch sicher weiß, ist, dass ein sekundärer Pflanzenstoff lymphabflussfördernd wirkt, den Sie kennen, wenn auch nicht mit Namen: Cumarin. Pflanzen bilden Cumarine vermutlich als Fraßschutz.

Wenn Ihnen im Sommer der Duft von Heu in die Nase steigt oder Sie im Frühling bei einem Waldspaziergang Waldmeister (Seite 50) sammeln und den Duft genießen, dann sind das süßlich-würzig duftende Cumarine. Sie werden erst beim Welken aus ihrer chemischen Bindung freigesetzt und haben schon allein durch ihren Duft eine beruhigende Wirkung auf

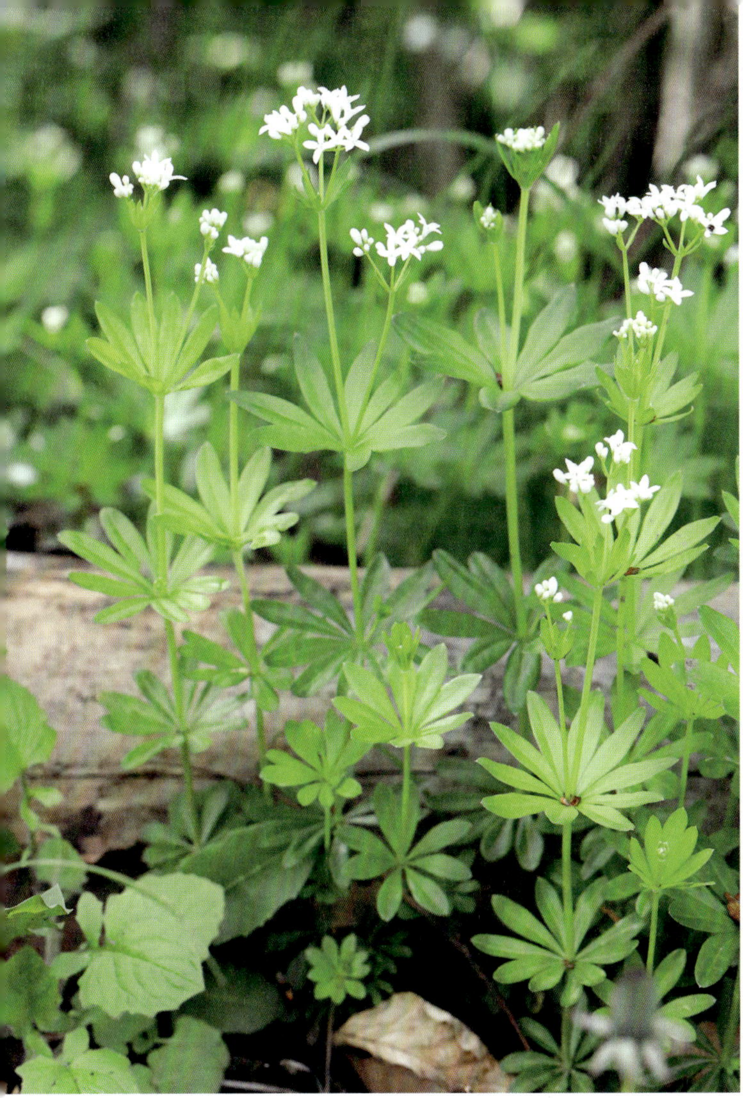

Im Frühjahr zur Blütezeit lässt sich der Waldmeister für Tees und Tinkturen sammeln.

unser zentrales Nervensystem. Sebastian Kneipp kurierte viele seiner Rheumapatienten mit Heublumenauflagen. Heublumen werden auch „Morphium der Naturheilkunde“ genannt, weil die in ihnen enthaltenen Cumarine über die Haut aufgenommen werden und sie die Durchblutung und den Lymphabfluss der schmerzenden Gelenke und Muskeln unterstützen.

Cumarine wurden früher auch in der Schulmedizin zur Therapie von Lymphstauungen eingesetzt, jedoch wegen der Nebenwirkungen (mehr dazu im Kasten) nicht weiterverwendet.

Cumarine sind schlecht wasserlöslich, ein Tee ist für unsere Zwecke also nicht die beste Zubereitungsart. In dem Fall empfiehlt sich das Verwenden eines alkoholischen Auszugs, einer Tinktur, oder ein Ölauszug (Seite 146) für die äußerliche Anwendung. Bei Überdosierung – für die Waldmeisterbowle nicht mehr als vier Stängel auf 1 l verwenden! – kann es wegen der gefäßerweiternden Wirkung zu Kopfschmerzen kommen.

GEFAHR DURCH CUMARINE?

Immer wieder zur Adventszeit wird vor dem übermäßigen Verzehr von Zimtsternen gewarnt. Dies hängt damit zusammen, dass zur Herstellung von Zimtsternen üblicherweise Cassia-Zimt verwendet wird, der viele Cumarine enthält. Wissenschaftler gehen davon aus, dass der Anteil der Bevölkerung, der empfindlich für eine lebertoxische Wirkung von Cumarin ist, im einstelligen Prozentbereich liegt. Wegen des Verdachts auf eine krebserregende Wirkung wurde die Verwendung von Cumarin in den 1950er-Jahren von der FDA (Food and Drug Administration) in den USA und anschließend von den Zulassungsbehörden der meisten Länder verboten. Damals wurde bei Verabreichung der Substanz in hohen Dosen an Ratten und Hunden eine leberschädigende Wirkung festgestellt. Heute weiß man, dass diese durch einen vom Menschen weitgehend verschiedenen Stoffwechsel zustande kommt. Für den Menschen besteht daher durch Cumarin enthaltende Nahrungsmittel – und Heilpflanzen – kein oder nur in Ausnahmefällen ein Risiko für die Leber.

Steinklee

Melilotus officinalis

Vom Steinklee gibt es gleich zwei Arten: den gelb blühenden, wegen seines süßen Duftes auch Honigklee genannt, und den weiß blühenden (*Melilotus albus*). Medizinisch verwendet wird der gelbe. Während Kleearten sonst eher klein sind, gehört der Steinklee zu den großen Kleearten, er wird bis zu 1,50 m hoch und ist typischerweise auf Brachflächen, sonnigen Unkrautfluren und Bahngeländen zu finden. Er kommt häufig vor. Für Heilzwecke kann das blühende Kraut von Juli bis September gesammelt werden. Für die äußerliche Verwendung bei einer Lymphstauung oder Cellulite können Sie ein Öl ansetzen (Rezepturen ab Seite 126).

Fertigarzneimittel:
Melilotus officinalis Urtinktur Ceres (3-mal täglich 3 Tropfen), DHU (3-mal täglich 10 Tropfen).

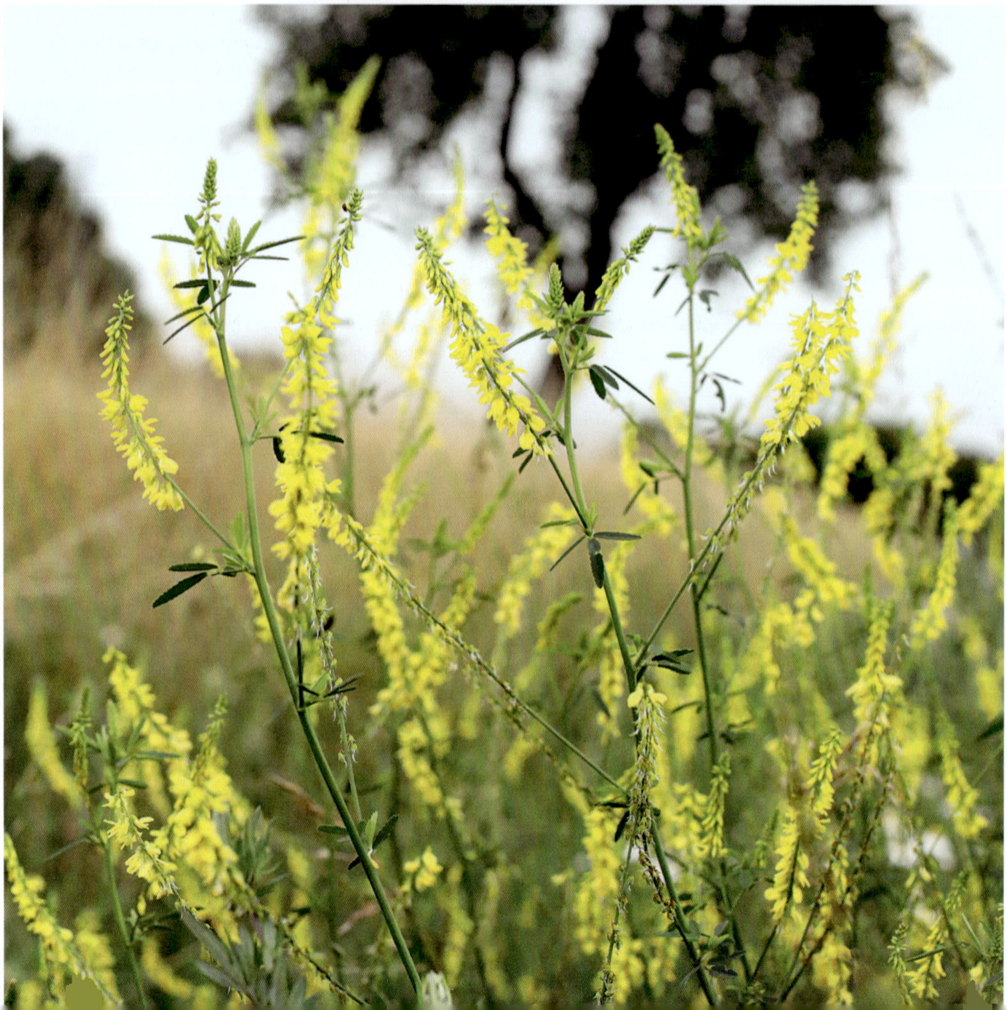

Ringelblume

Calendula officinalis

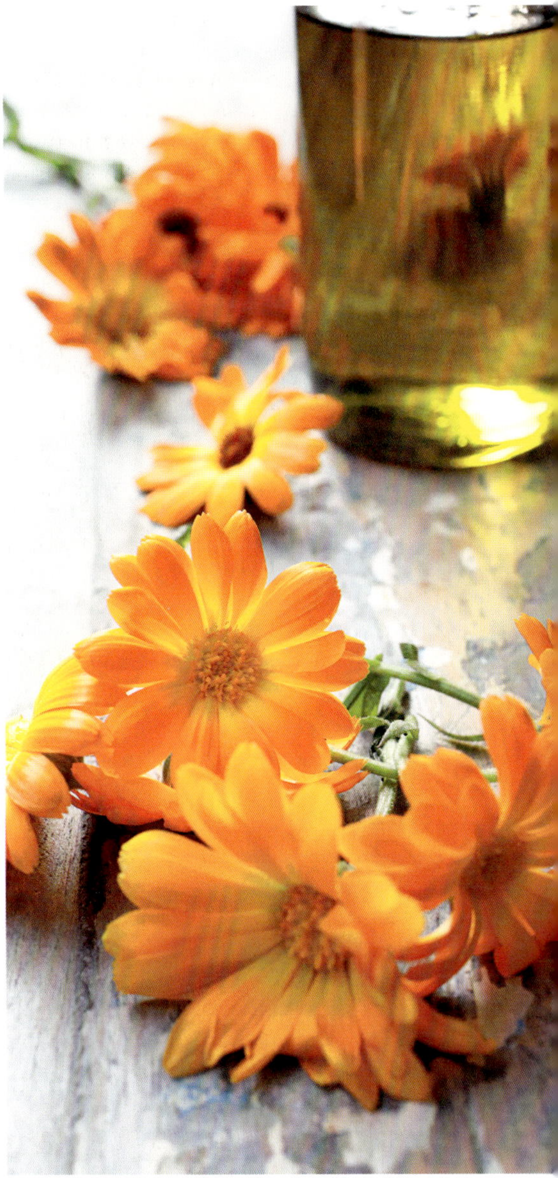

Jetzt sind Sie überrascht, oder? Eigentlich glaubten Sie, die Ringelblume gut zu kennen: als große Hautpflanze zur Pflege und Behandlung gereizter Haut und Wunden. Aber sie kann noch mehr! Sie enthält weniger Cumarine als der Steinklee, gilt aber dennoch als altbewährte Lymphpflanze. *Calendula* kommt ursprünglich aus dem Mittelmeerraum, wird jedoch seit dem Mittelalter bei uns kultiviert. Verwendet werden die Blüten, die Sie von Juni bis September sammeln können. Selber können Sie eine Tinktur oder einen Ölauszug herstellen (Rezepturen ab Seite 126).

Fertigarzneimittel:
Calendula officinalis Urtinktur Ceres (3-mal täglich 3 Tropfen), DHU (3-mal täglich 10 Tropfen); diverse Ringelblumensalben zur Lymphdrainage.

Waldmeister

Galium odoratum

In der Rangliste käme der Waldmeister direkt nach dem Honigklee, denn das Cumarin ist das gleiche: Melilotosid. Dennoch fristet er ein Schattendasein, was selbst für Pharmakologen nicht logisch ist, ist er dem Honigklee doch sehr ähnlich.

Fertigarzneimittel:
Asperula odorata Urtinktur DHU (3-mal täglich 10 Tropfen).

Labkräuter

Galium verum, G. aparine, G. mollugo

Obwohl sie nicht nur zur gleichen Pflanzenfamilie gehören wie der Waldmeister, zu den Rötegewächsen, sondern auch noch zur gemeinsamen Gattung *Galium*, enthalten Labkräuter keine Cumarine. Dennoch werden das Echte Labkraut (*Galium verum*), das Kletten-Labkraut (*G. aparine*) und das Wiesen-Labkraut (*G. mollugo*) traditionell als Lymphpflanzen bezeichnet. Das ist vermutlich auf ihre Signatur zurückzuführen. Diese spielte in der Humoral- und Paracelsus-Medizin (Seite 8) eine wichtige Rolle. In Zeiten, in denen keine Analyse von Wirkstoffen möglich war, schloss man vom Aussehen, vom Standort und besonderen Eigenschaften auf mögliche Heilanwendungen. Auch wenn heute nicht jede Zuordnung im Einzelnen wissenschaftlich bestätigt wurde, spielen die Pflanzen bei bestimmten Leiden eine wichtige Rolle. Die Labkräuter fallen vom Erscheinungsbild durch ihre quirlig angeordneten Laubblätter und die langen, oft rankenden oder kriechenden Stängel auf. Dieses Erscheinungsbild ließ die alten Heilkundigen eine Verbindung zum Lymphsystem mit seinen zahlreichen Gefäßen herstellen.

In der Volksheilkunde spielt vor allem das zu den häufigsten Ackerunkräutern zählende Kletten-Labkraut eine Rolle. Ihm werden ganz allgemeine antidyskratische (blutreinigende) Wirkungen zugesprochen.

Fertigarzneimittel:
Als Teedroge in der Apotheke: Galii aparinis herba (1 TL mit 1 Tasse kochendem Wasser übergießen, 10 Minuten bedeckt ziehen lassen, 3 Tassen täglich trinken), Galium aparine Urtinktur DHU (3-mal täglich 10 Tropfen).

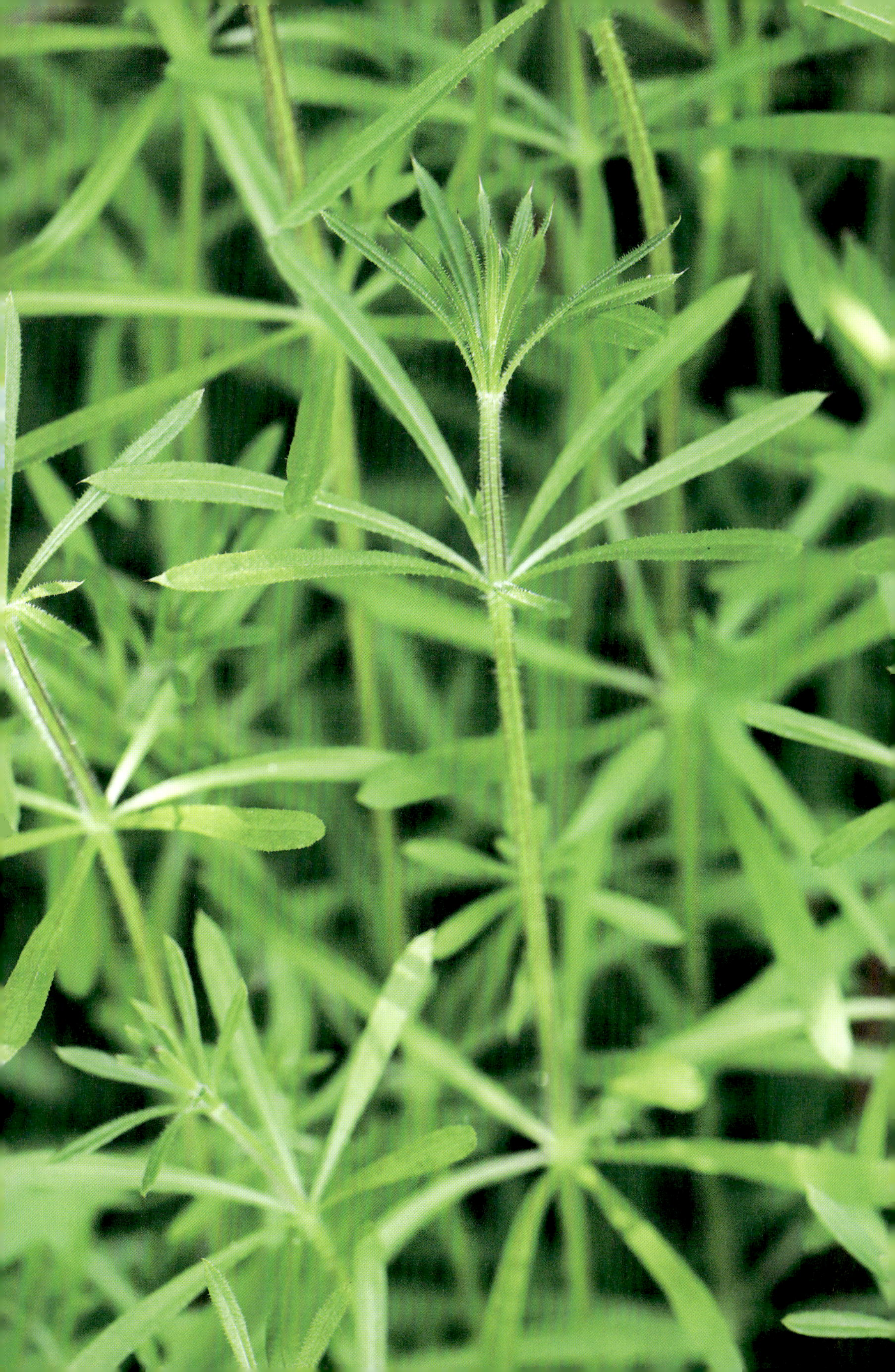

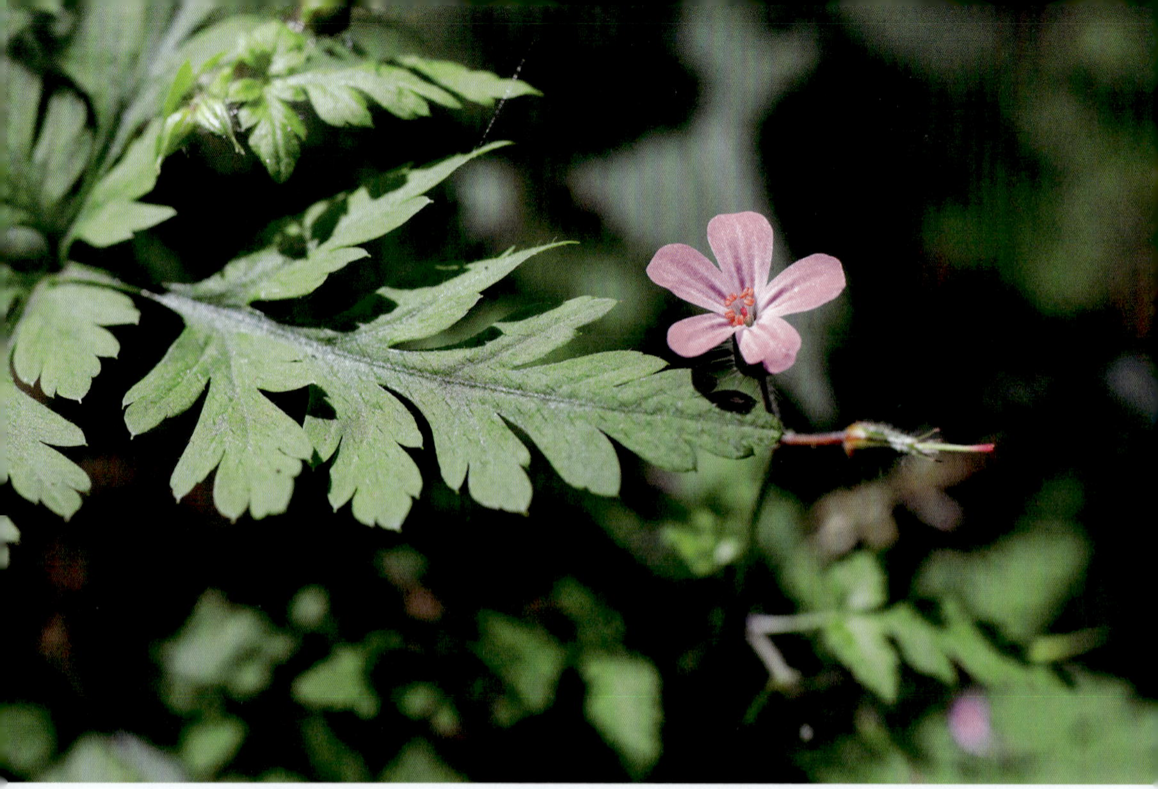

Stinkender Storchschnabel

Geranium robertianum

Der Stinkende Storchschnabel mag nährstoffreiche, eher feuchte und schattige Standorte und kommt sehr häufig vor. Dass diese Pflanze zu den Geraniengewächsen gehört, erkennt man gut an den charakteristischen Blüten. Viele geranienartige Pflanzen bilden intensive Düfte, die von herb bis zu zitronen- oder rosenartig reichen. Über Geruch lässt sich bekanntlich streiten – bei diesem Storchschnabel (es gibt noch zahlreiche andere Arten) ist er zumindest sehr dominant: herb-rauchig.

Seit einigen Jahren wird der Stinkende Storchschnabel auch als Lymphpflanze beschrieben, eine Zuordnung, die sich in der mittelalterlichen Literatur nicht findet und auch durch die enthaltenen Wirkstoffe nicht nachvollziehbar ist. Früher wurde er vor allem zur innerlichen und äußerlichen Blutstillung und zur Wundheilung eingesetzt, hier brilliert er mit seiner antibakteriellen Wirkung gegen verschiedene wundinfektionsauslösende Bakterien. Gesichert ist auch eine antioxidative und entzündungshemmende Wirkung. Dennoch möchte ich ihn aufgrund der vielen guten Erfahrungen als Lymphpflanze aufführen.

Fertigarzneimittel:
Als Teedroge in der Apotheke: Geranii robertiani herba (1 TL mit 1 Tasse kochendem Wasser übergießen, 10 Minuten bedeckt ziehen lassen, 3 Tassen täglich trinken), Geranium robertianum Urtinktur Ceres (3-mal täglich 3 Tropfen), DHU (3-mal täglich 10 Tropfen).

Kapland-Pelargonie

Pelargonium sidoides, P. reniforme

Die im südlichen Afrika beheimatete Kapland-Pelargonie ist bei uns unter dem Handelsnamen „Umckaloabo“ so etabliert, dass sie aus unserem Arzneischatz nicht mehr wegzudenken ist. Ihr Schwerpunkt liegt in der Behandlung von Atemwegserkrankungen, sie wirkt antiviral, antibakteriell und abwehrstärkend. Weniger bekannt ist, dass sie zur gleichen Pflanzenfamilie gehört wie der Stinkende Storchschnabel und zahlreiche Ähnlichkeiten aufweist, was Inhaltsstoffe und Wirkung betrifft. Sie enthält jedoch einen Inhaltsstoff, der ihr in den letzten Jahren wegen einer möglichen leberschädigenden Wirkung zu viel Aufmerksamkeit verholfen hat: Cumarin. Das in der Kapland-Pelargonie enthaltene Cumarinderivat Umckalin hat jedoch keine lebertoxische Wirkung (mehr dazu im Kasten auf Seite 47), es ist von gleicher „Bauart“ wie das im Waldmeister und Steinklee vorkommende Melilotosid: ein 7-Hydroxycumarin. Der Einsatz als Lymphpflanze bietet sich vor allem bei Abwehrschwäche infolge einer Überlastung des Interstitiums an.

Fertigarzneimittel:
Umckaloabo (Dosierung statt wie bei einer akuten Erkältung 3-mal täglich 30 Tropfen: 3-mal täglich 10 Tropfen).

Bewährte Lymphmittel aus der Apotheke

Lymphdiaral Basistropfen SL, Lymphdiaral Basistabletten, Lymphdiaral sensitiv Salbe N, Lymphomyosot, Lymphaden. In den genannten Präparaten sind neben Pflanzenauszügen zusätzlich homöopathische Mittel.

Was können Sie noch tun, um das Lymphsystem zu unterstützen?

- Schwimmen ist die Sportart, bei der durch die Druckeinwirkung des Wassers auf den Körper der Lymphabfluss besonders angeregt wird.
- Trampolinspringen unterstützt den Lymphabfluss.
- Generell ist jede Art von Bewegung sinnvoll, weil über die Bewegung der Muskulatur der Lymphabfluss unterstützt wird.
- Auch Trockenbürsten oder Wechselduschen wirken unterstützend.

Die Leber

Die Leber ist das zentrale Organ des Stoffwechsels und hat zahleiche Aufgaben. Sie wird in den alten Büchern häufig als „Alchemist unter den Organen“ bezeichnet und spielt in allen traditionellen Medizinsystemen eine große Rolle – auch in der traditionell europäischen Medizin.

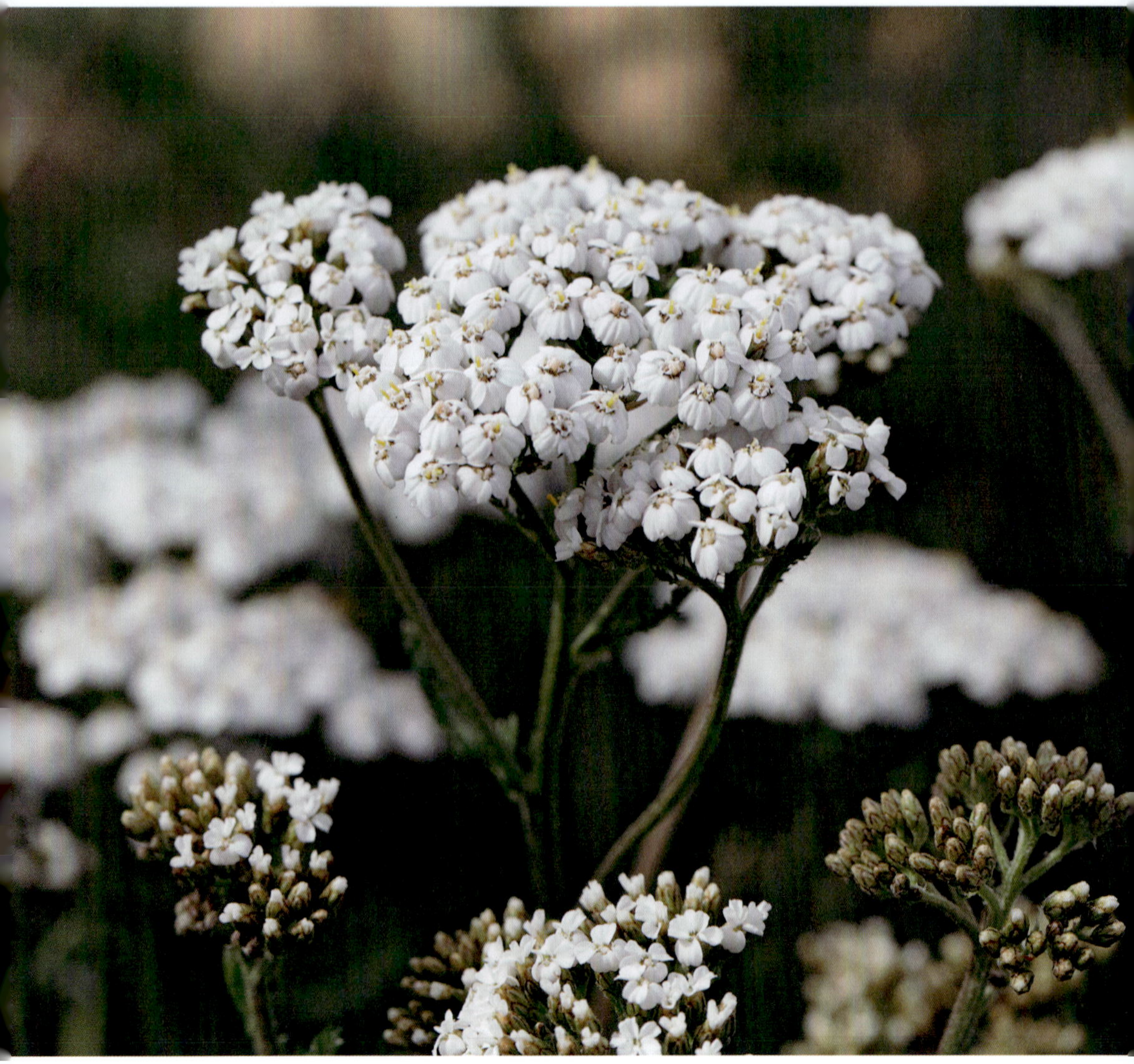

Man sah die Leber früher als den Sitz der Gefühle und Temperamente an, und so ist sie zum Gegenstand mehrerer Redensarten geworden: eine Laus über die Leber gelaufen, frei von der Leber reden, die beleidigte Leberwurst spielen. Aus der Vier-Säfte-Lehre (Seite 8) entstand eine noch heute in der Volksmedizin verbreitete Vorstellung, die die jeweilige Persönlichkeit im Zusammenhang mit einer Mischung der Körpersäfte sieht und das Überwiegen eines der vier Säfte – Blut, Schleim, gelbe Galle und schwarze Galle – mit bestimmten Wesensarten (Temperamente) in Verbindung bringt. Sie bezeichnet Menschen mit aufbrausendem und jähzornigem Temperament als Choleriker (griechisch *chole* = Galle), was nach dieser Überzeugung mit einem Überwiegen der gelben Galle in Verbindung stehe. Beim Melancholiker überwiege hingegen die schwarze Galle (griechisch *melas* = schwarz).

Erkrankungen der Leber gehen häufig mit Müdigkeit und Antriebslosigkeit einher und Heilkundige wissen: „Der Schmerz der Leber ist die Müdigkeit."

Mit rund 1,5 kg ist die Leber das größte innere Organ des Menschen und liegt im rechten Oberbauch, gleich unter dem Zwerchfell und in unmittelbarer Nähe zum Rippenbogen. Sie füllt den Raum unter den Rippen fast vollständig aus und reicht bis in den linken Oberbauch. Von außen unterscheidet man einen größeren rechten von einem kleineren linken Leberlappen. Zwischen den Lappen verläuft ein Band aus Bindegewebe, das die Leber in der Bauchhöhle fixiert. An der Unterseite der Leber befindet sich in einer Mulde die Gallenblase, die Gallenflüssigkeit speichert. Die Leber ist von einer Bindegewebskapsel überzogen, in der Nervenfasern verlaufen. Sie selbst ist zwar nicht schmerzempfindlich, die Bindegewebskapsel jedoch schon.

Eine der wirksamsten Leberpflanzen wächst vor der eigenen Haustür, die Schafgarbe.

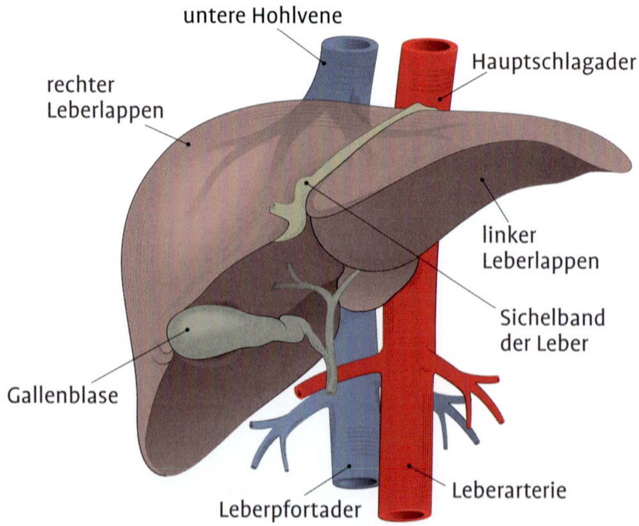

Die Leber arbeitet wie ein hoch spezialisiertes Labor: Hier werden Stoffe auf-, um- und abgebaut.

An der Unterseite der Leber, der Leberpforte, treten Leberarterien und die Pfortader ein. Die Leberarterien versorgen das Organ mit sauerstoffreichem Blut aus dem Herzen. Über die Pfortader, die das Blut aus den Verdauungsorganen sammelt, gelangen Nährstoffe, Medikamente und auch Gifte in die Leber. Hier werden die Substanzen verarbeitet, gespeichert, umgebaut, entgiftet, an das Blut abgegeben oder über den Darm ausgeschieden. Viele Arzneimittel, die durch den Mund eingenommen werden, gelangen vom Magen oder Darm auf diesem Weg zunächst in die Leber.

Aufgaben der Leber

Die Leber baut Stoffe so um, dass sie ausgeschieden werden können, produziert Galle für die Fettverdauung, speichert Zucker, recycelt Hormonbausteine und ist dabei äußerst belastbar.

Entgiftung

Wie bereits beschrieben gelangen durch die untere Hohlvene auch im Körper unerwünschte Stoffe in die Leber: giftige Abbauprodukte, Alkohol und mit der Nahrung aufgenommene Schadstoffe. Die Leber wandelt sie nach Möglichkeit um oder scheidet sie aus. Hierbei spielt das hauptsächlich in der Leber gebildete Glutathion eine wichtige Rolle.

Auch geschädigte und alte rote Blutkörperchen gelangen in das Organ. Aus dem roten Blutfarbstoff entsteht hier gelbes Bilirubin, das über das Gallengangsystem in den Darm gelangt und dort mit dem Stuhl ausgeschieden wird. Kann die Leber nicht richtig arbeiten, staut sich Bilirubin im Körper, dies zeigt sich dann äußerlich in einer Gelbfärbung der Haut und der Augen, der Gelbsucht.

Herstellung von Eiweißen

Mithilfe von Vitamin K stellt die Leber Eiweiße her, die für die Blutgerinnung wichtig sind. Leber und Milz bauen außerdem alte oder beschädigte Blutkörperchen ab.

Aufgaben im Stoffwechsel

- **Fettstoffwechsel:** Hier baut die Leber Fette ab und stellt damit Energie bereit. Außerdem produzieren die Leberzellen pro Tag etwa 500 bis 1000 ml Galle, die in kleinen Kanälchen eingesammelt und in der Gallenblase gespeichert werden. Je nach Bedarf wird die gelbgrüne Flüssigkeit in den Zwölffingerdarm abgesondert und hilft dabei, mit der Nahrung aufgenommene Fette zu spalten und aufzunehmen.
- **Kohlenhydratstoffwechsel:** Die Leber sorgt unter anderem dafür, dass der Zuckerspiegel auch zwischen den Mahlzeiten im Blut konstant bleibt. Sie kann aus der Nahrung aufgenommene Kohlenhydrate als Glykogen speichern und bei Bedarf wieder an das Blut abgeben. Die Leber speichert übrigens auch Vitamine und Spurenelemente wie Eisen und Zink, um sie bei Bedarf zur Verfügung zu stellen.
- **Eiweißstoffwechsel:** Der Auf- und Abbau von Eiweißen zählt zu den wichtigsten Aufgaben der Leber. Die Leberzellen wandeln dabei Aminosäuren aus der Nahrung zu körpereigenen Eiweißen um, die je nach Bedarf ins Blut abgegeben werden können. Der Abbau der Eiweiße und entsprechender Endprodukte, wie beispielsweise Harnstoff und Ammoniak, findet ebenfalls in der Leber statt. Von dort werden diese mit dem Blut zur Niere transportiert und über die Blase schließlich ausgeschieden.

Die Leber hat im Vergleich zu anderen Organen des Körpers eine ausgeprägte Fähigkeit zur Regeneration. Stirbt ein Teil ab, wird die Leber verletzt oder sonst wie beschädigt, kann das betroffene Gewebe wieder neu gebildet werden. Die Regenerationsfähigkeit der Leber schlägt sich bereits in der griechischen Mythologie nieder: In der Sage des Prometheus wird dieser zur Strafe für die Übergabe des Feuers an die Menschen an einen Felsen geschmiedet. Ein Adler hackt täglich einen Teil seiner Leber heraus, der bis zum nächsten Tag nachwächst.

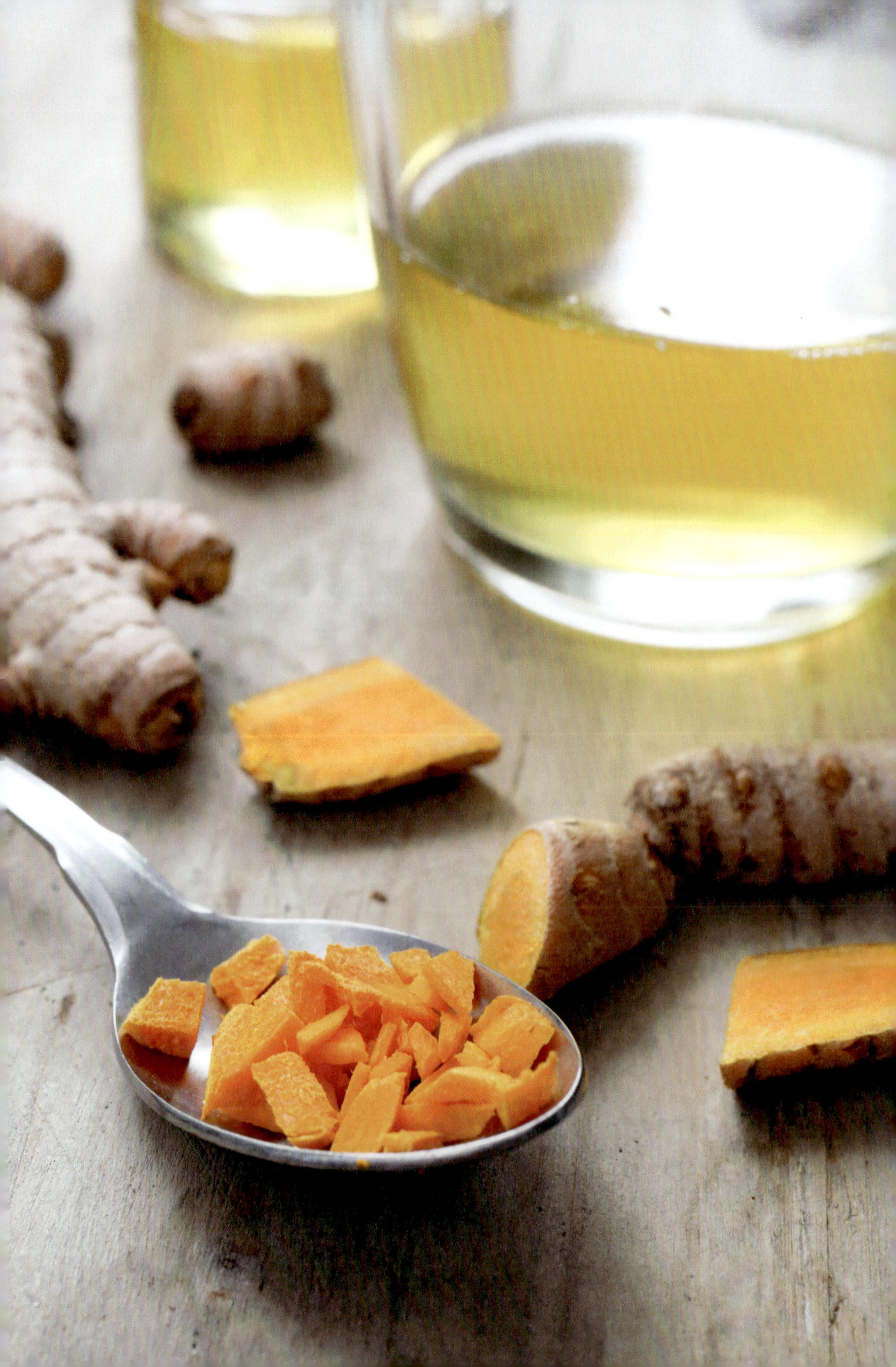

Heilpflanzen für die Leber

In der Pflanzenheilkunde gibt es Heilpflanzen, die die Leberzellen vor schädlichen Einflüssen schützen und die Regeneration geschädigter Leberzellen unterstützen, sie werden als Hepatoprotektiva bezeichnet. Wenn wir durch die „Wirkstoffbrille" schauen, dann sehen wir hier vor allem Flavonoide. Flavonoide sind gelblich orangefarbene Farbstoffe, die man mehr oder weniger gut sehen kann und die Pflanzen vor schädlichen Einflüssen schützen. Besonders in der Ernährungsmedizin spielen sie eine wichtige Rolle, sie machen die Farbigkeit von Gemüse und Obst aus und sitzen vor allem in den äußeren Schichten, der Schale. In Heilpflanzen finden wir sie in verschiedenen Pflanzenteilen, sehr häufig in Blüten (Ringelblume, Kamille), aber auch in Blättern (Ginkgo) und Samen (Mariendistel). Die Schutzwirkung der Flavonoide wird als antioxidativ bezeichnet. Diese Wirkung finden wir auch im menschlichen (und tierischen) Körper, hier schützen flavonoidreiche Heilpflanzen unsere Körperzellen vor schädlichen Umwelteinflüssen. Sie schützen gesunde Körperzellen davor, bösartig zu werden, und sind somit Bestandteil der Erhaltung der Gesundheit. Gleichzeitig unterstützen Hepatoprotektiva ganz grundsätzlich die Arbeit der Leber.

Für die Anregung der Entgiftungstätigkeit der Leber spielen weitere Wirkstoffe eine Rolle: die Bitterstoffe. Bitterstoffe bilden Pflanzen, damit sie nicht gefressen werden. Im menschlichen (und tierischen) Organismus haben sie vielfältige Aufgaben: Sie regen die Bildung von Verdauungssäften an, wirken allgemein stärkend und kräftigend und regen die Tätigkeit unseres Immunsystems an. Heute weiß man, dass Bitterstoffe noch weitaus mehr Heilwirkungen haben. In Bezug auf die Leber ist die Anregung der Gallensaftbildung wichtig. Die Galle dient vor allem der Fettverdauung und wird portionsweise, nach Bedarf, aus der Gallenblase in den Zwölffingerdarm abgegeben. Mit der Galle werden jedoch auch Giftstoffe aus der Leber in den Zwölffingerdarm gebracht und mit dem Stuhl ausgeschieden. Eine Anregung der Bildung von Galle regt damit auch die Entgiftungstätigkeit der Leber an. Außer Bitterstoffen wirken auch Scharfstoffe und ätherische Öle gallebildend.

Gelbwurztee hat neben positiven Effekten für die Leber auch eine verdauungsfördernde Wirkung.

Mariendistel

Silybum marianum

Die eigentliche Heimat der Mariendistel ist Südeuropa, Südrussland, Kleinasien und Nordafrika, mittlerweile ist sie jedoch in ganz Europa verbreitet und häufig an warmen Standorten zu finden. Sie gilt in der Pflanzenheilkunde als wichtigste Leberpflanze und gehört zu den Hepatoprotektiva. In den Früchten bzw. Samen der Mariendistel findet sich ein Flavonoidgemisch, das als Silymarin bezeichnet wird. Durch zahlreiche wissenschaftliche Untersuchungen weiß man, dass Silymarin in der Lage ist, geschädigte Leberzellen zur Regeneration und die Neubildung von Leberzellen anzuregen. Außerdem schützt es gesunde Leberzellen vor schädlichen Einflüssen.

Ich setze die Mariendistel selten im Rahmen von Frühjahrskuren ein, sehr häufig jedoch, wenn Menschen über einen langen Zeitraum Medikamente einnehmen müssen, die die Leber schädigen. Hier sind vor allem Paracetamol und die gängigsten frei verkäuflichen Schmerzmittel zu nennen: ASS, Ibuprofen und Diclofenac, aber auch Antidepressiva und manche Antibiotika.

Wenn ich eine Gewichtung innerhalb der Leberpflanzen vornehmen wollte, dann wäre die Mariendistel auf alle Fälle ein Schwergewicht.

Fertigarzneimittel:
Für Frühjahrskuren: Als Teedroge in der Apotheke: Cardui mariae fructus (2 TL im Mörser anquetschen, mit 1 Tasse kochendem Wasser übergießen, 15 Minuten bedeckt ziehen lassen, 3 Tassen täglich trinken – auf Wunsch zur Geschmacksverbesserung etwas Fenchel dazugeben), Carduus marianus Urtinktur Ceres (3-mal täglich 3 Tropfen), DHU (3-mal täglich 10 Tropfen).

Bei toxischen Leberschäden: Silymarin in ausreichender Menge: Cefasilymarin, Silymarin-Loges, Legalon, Silicur u. a.

Mariendistel-Tinkturen werden aufgrund des Alkoholgehaltes nicht bei Leberschäden eingesetzt. Hier greifen Sie bitte auf Fertigarzneimittel in Tablettenform zurück.

MARIENDISTEL UND ANDERE MEDIKAMENTE

Darf ich Mariendistel begleitend zu anderen Medikamenten einnehmen? Diese Frage stellt sich nicht auf den ersten Blick, ist aber gerade bei der Einnahme von hochwirksamen Medikamenten wie Schmerzmitteln, Chemotherapeutika, Antibiotika und Antidepressiva wichtig. Denn in der Leber werden Medikamentenwirkstoffe nicht nur umgebaut und dadurch oft erst wirksam, sondern auch abgebaut – und damit sind sie möglicherweise nicht mehr ausreichend wirksam. Hierfür ist vor allem ein Enzym verantwortlich: CYP 450. Für Mariendistel, Artischocke und Gelbwurz ist durch wissenschaftliche Untersuchungen bei einer normalen Dosierung kein Einfluss auf eine Wirkung auf dieses Enzym nachgewiesen.

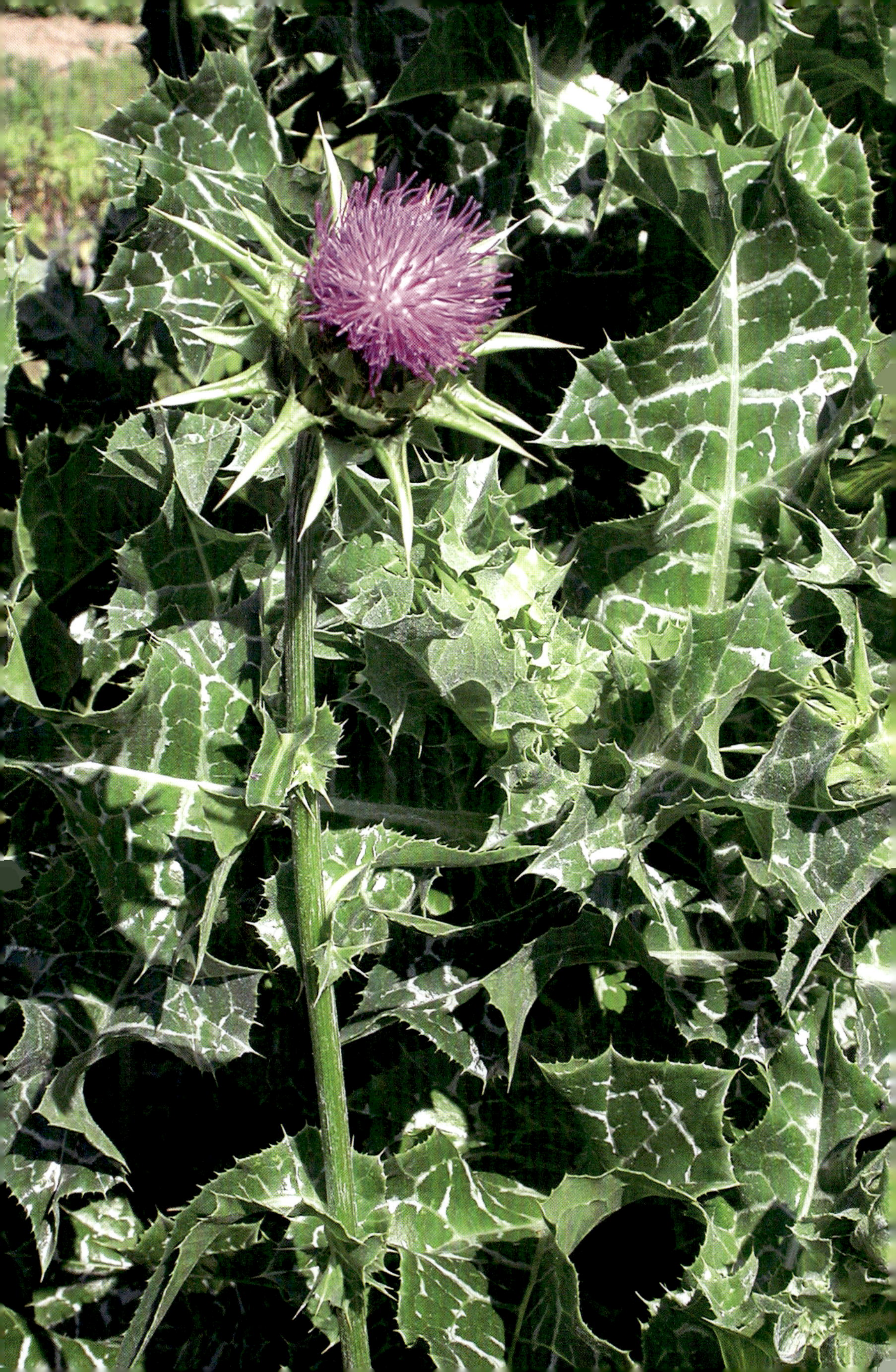

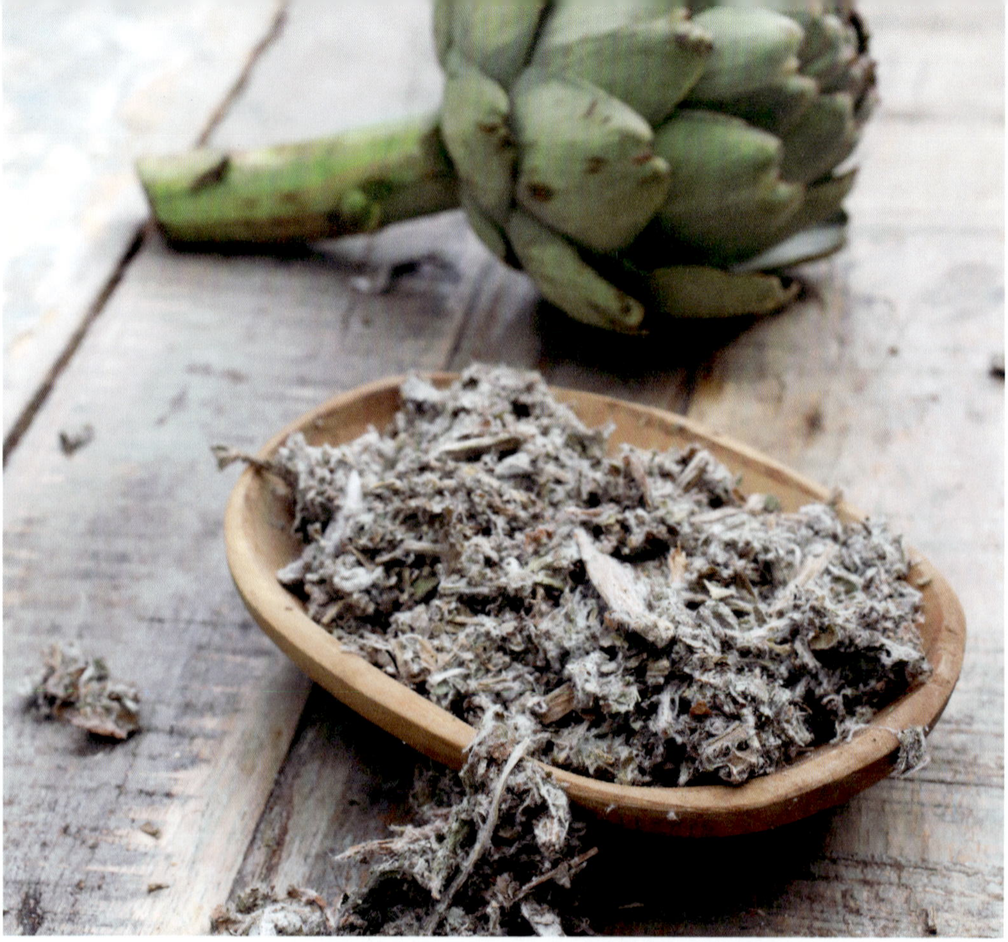

Artischocke

Cynara cardunculus

Die Artischocke kennen Sie vielleicht aus dem Italien-Urlaub, sie gehört zu den mediterranen Gemüsen, die sich selten in den Kochtöpfen deutscher Küchen finden. Und sicher kennen Sie vor allem die Artischockenböden oder -herzen, die man im Supermarkt kaufen kann. Für Heilzwecke verwendet werden allerdings die Blätter der wild wachsenden Artischocke, die sehr bitter sind. Mit der Artischocke haben wir eine Pflanze, die sowohl leberschützende (hepatoprotektive) als auch verdauungsfördernde Wirkung hat. Vielleicht kennen Sie auch Cynar, einen Aperitiv, der zur Anregung der Verdauungstätigkeit vor dem Essen getrunken wird. Die leberschützende Wirkung ist nicht so ausgeprägt wie bei der Mariendistel, die entgiftende dafür umso stärker: Über die Anregung der Gallebildung werden vermehrt Giftstoffe ausgeschieden.

Fertigarzneimittel:
Als Teedroge in der Apotheke: Cynarae folium (1 TL mit 1 Tasse heißem Wasser übergießen, 7 Minuten bedeckt ziehen lassen, 2 Tassen täglich trinken), Cynara cardunculus Urtinktur Ceres (3-mal täglich 3 Tropfen), DHU (3-mal täglich 10 Tropfen), Cynacur, Hepar-SL forte, Natu-hepa 600 mg u. a.

Gelbwurz

Curcuma longa

Neben dem Begriff Gelbwurz ist der eingedeutschte botanische Name Kurkuma ebenso gebräuchlich. Als Gewürz ist Kurkuma Hauptbestandteil von Curry und zu Recht wurde sie in den letzten Jahren richtiggehend gehypt, denn sie enthält zahlreiche wertvolle Inhaltsstoffe mit vor allem antioxidativer und entzündungshemmender Wirkung. Kurkuma wirkt leberschützend und regt mit ihren Scharfstoffen (sie gehört zur Familie der Ingwergewächse) den Gallenfluss an. In den letzten Jahren finden sich zahlreiche Nahrungsergänzungsmittel mit hochdosiertem Curcumin, dem isolierten gelben Farbstoff, im Handel: So enthält zum Beispiel eine Kapsel Curcuflex das Curcumin aus 450 g Gelbwurzwurzelpulver. Für die Therapie manifester Lebererkrankungen (Fettleber, Leberentzündungen etc.), entzündlich-rheumatischer oder chronisch-entzündlicher Darmerkrankungen ist eine solche Konzentration sinnvoll, da Curcumin schlecht vom Körper aufgenommen wird. Für unsere Zwecke verwenden wir jedoch das Pulver und nicht das isolierte Curcumin, das ist absolut ausreichend.

Heute bekommt man Gelbwurz häufig frisch im Bioladen oder gut sortierten Supermarkt. Der Wirkstoffgehalt im getrockneten Pulver ist höher als in der frischen Wurzel – das gilt übrigens auch für Ingwer.

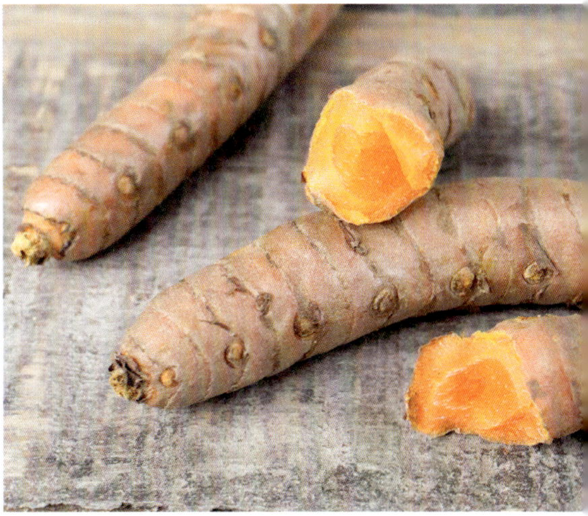

Fertigarzneimittel:
Die klein geschnittene oder pulverisierte Wurzel als Teedroge in der Apotheke: Curcumae longae rhizoma, oder im Bioladen (½ TL Pulver oder 1 TL Wurzel mit 1 Tasse kochendem Wasser übergießen, 5 Minuten bedeckt ziehen lassen, 2–3 Tassen täglich trinken), Curcu-Truw Kapseln.

NOCH WIRKUNGSVOLLER …

Fügen Sie dem Gelbwurztee noch eine Prise schwarzen Pfeffer, etwas Sahne und Honig hinzu – dann wird das Curcumin besser aufgenommen, denn es ist nicht gut wasserlöslich. Mit dem Fett der Sahne geht das besser und das Piperin im schwarzen Pfeffer verzwanzigfacht die Aufnahme. So raffiniert zubereitet profitieren Sie zusätzlich von der antioxidativen Wirkung.

Süßholz

Glycyrrhiza glabra

Ja, Sie lesen richtig. Wahrscheinlich kennen Sie Süßholz aus Ihrem Hustentee oder aus der Lakritze. Denn eingedickter Süßholzsaft ist der Grundstoff für Lakritz. Seit Jahrtausenden gehört Süßholz zu den wichtigsten Heilpflanzen der Traditionellen Chinesischen Medizin und wird dort in den meisten Teemischungen verwendet. Es gilt als Wirkungsverstärker und ist ein sehr breit wirkendes Heilmittel. In den letzten Jahren hat sich Süßholz besonders als antivirales Mittel einen Namen gemacht, bekannt ist es aber auch als gutes Magenmittel. Schon Kräuterpfarrer Künzle lobpreiste den „Bärendreck“, wie er Süßholz nannte. Unzählige Studien bestätigen die Wirksamkeit. An dieser Stelle soll die Leberschutzwirkung im Vordergrund stehen, die den bereits vorgestellten Leberpflanzen in nichts nachsteht.

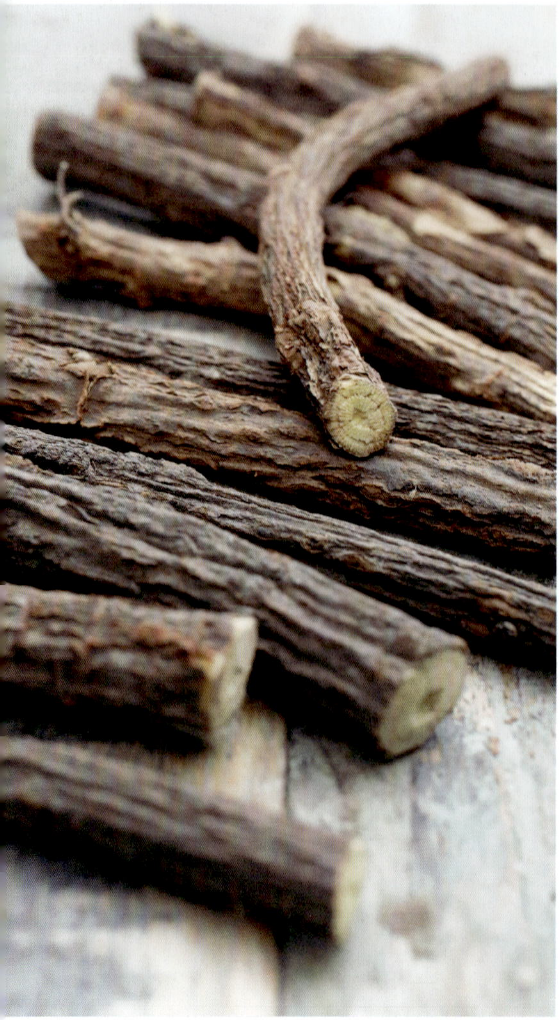

Fertigarzneimittel:
Die klein geschnittene Wurzel als Teedroge in der Apotheke: Liquiritiae radix (1 TL Wurzel mit 1 Tasse kochendem Wasser übergießen, 10–15 Minuten bedeckt ziehen lassen, 3 Tassen täglich trinken).

BITTE NICHT ÜBERTREIBEN

Wenn Sie länger als 4 Wochen täglich mehr als 50 g Süßholzwurzel zu sich nehmen, kann es zu Nebenwirkungen wie Wassereinlagerungen, Bluthochdruck und Herzbeschwerden kommen.

Schafgarbe

Achillea millefolium

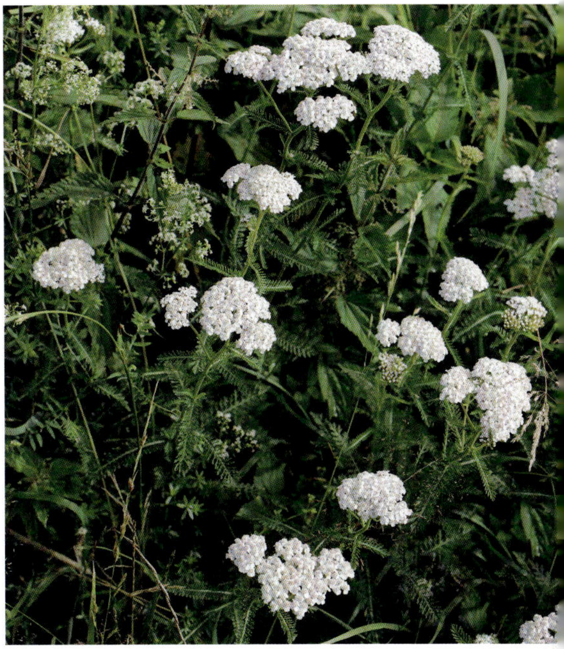

Heil aller Schäden, Bauchwehkraut, Jodtinktur der Wiesen, Frauendank ... zahlreiche Volksnamen belegen, welch große Rolle die Schafgarbe in der Volksheilkunde spielt. Womit hängt das zusammen? Erst einmal kommt sie häufig vor: Sie liebt es sonnig und trocken und ist im Norden wie Süden weit verbreitet. Dann besticht sie durch ihr Aussehen: zahlreiche cremeweiße bis rosafarbene Korbblüten, die sich zu einer schirmartigen Scheindolde vereinen. Und dann der reiche Gehalt an Wirkstoffen, der sich in Duft, Geschmack und auch beim Anfassen zeigt: Die Blüten duften balsamisch-würzig, die zart gefiederten Blätter, die sich erstaunlich derb anfassen, weisen auf einen hohen Mineraliengehalt hin, und wer die Blätter einmal gekostet hat, weiß, wie bitter sie sind. Kneipp war ein großer Freund der Schafgarbe.

Ihre entgiftende Wirkung spielt sie in zwei Bereichen aus: Durch den Gehalt an Mineralien wirkt sie harntreibend, durch die Bitterstoffe regt sie die Galleproduktion an, und experimentell (im Labor) wurde eine hepatoprotektive Wirkung festgestellt.

Fertigarzneimittel:
Als Teedroge in der Apotheke: Millefolii herba (1 TL mit 1 Tasse heißem Wasser übergießen, 7 Minuten bedeckt ziehen lassen, 3 Tassen täglich trinken), Millefolium Urtinktur Ceres (3-mal täglich 3 Tropfen), DHU (3-mal täglich 10 Tropfen), Schafgarbe naturreiner Heilpflanzensaft Schoenenberger (3-mal täglich 10 ml).

NOCH WIRKUNGSVOLLER ...

Sie können die Lebertätigkeit mit einem Schafgarben-Leberwickel unterstützen: 6 EL Schafgarbenblüten mit ½ l heißem Wasser überbrühen, 10 Minuten bedeckt ziehen lassen, in eine Schüssel abgießen und mit heißem Wasser auf etwa 1 l auffüllen. Ein Innentuch (zum Beispiel ein Geschirrtuch) auf „Lebergröße" falten, ins heiße Wasser tunken und gut auswringen. Auf den rechten Rippenbogen legen, ein Zwischentuch (zum Beispiel ein Frottee-Handtuch) darüberlegen, mit einem Wollschal fixieren. Etwa 20 Minuten liegen lassen (mit Wärmflasche), danach 20 Minuten nachruhen. Die Anwendung nach dem Mittagessen oder vor dem Schlafen vornehmen.

Löwenzahn

Taraxacum officinale

Ähnlich wie die Schafgarbe erfreut sich der Löwenzahn großer Beliebtheit in der Volksheilkunde und es ist aus heilkundlicher Sicht kaum nachvollziehbar, dass er für viele eine Plage darstellt. Da er nährstoffreiche Böden bevorzugt, findet er sich jedoch sehr häufig in großer Zahl auf gedüngten Wiesen und ist wegen der Qualitätsminderung von Grünfutter und Silage bei Landwirten nicht sehr beliebt. Für mich ist der Löwenzahl neben der Brennnessel die große Entgiftungspflanze. Sein Name „Bettseicher" sagt schon, dass er eine harntreibende Wirkung hat (Seite 88), hier soll der Fokus auf seiner Leberwirkung liegen.

Im ganzen Kraut finden sich Bitterstoffe, in der Wurzel vor allem im Frühjahr. Die jungen Blätter können vor der Blüte gut für Salate verwendet werden, sie regen die Verdauungssäfte an. In der mediterranen Küche wird gerne Rucola verwendet, Löwenzahnblätter stellen eine schöne einheimische, wenn auch nicht so scharfe Alternative dar. Auch der Löwenzahn hat eine Leberschutzwirkung, hierfür werden nach wissenschaftlichen Erkenntnissen ein enthaltener Bitterstoff und das vor allem in der Wurzel enthaltene Inulin verantwortlich gemacht.

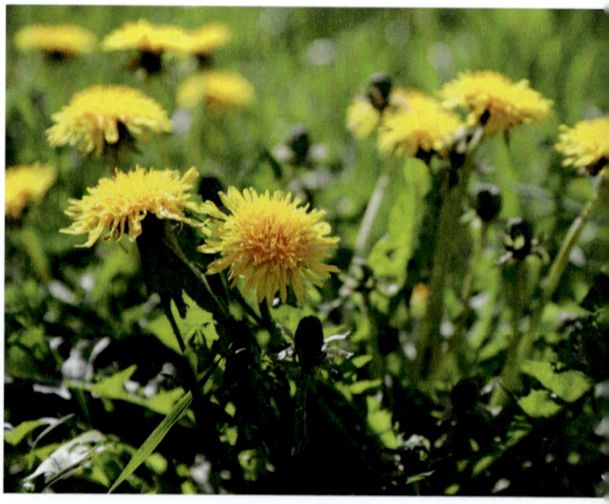

BITTERE PFLANZEN

Mit Artischocke, Schafgarbe und Löwenzahn habe ich bereits drei Bitterstoffpflanzen vorgestellt, die einen direkten Bezug zur Leber haben. Es gibt jedoch noch einige weitere Bitterstoffpflanzen, die sich sehr bewährt haben.

Die bitterste unter den einheimischen Pflanzen ist der Gelbe Enzian, gefolgt von Tausendgüldenkraut und Fieberklee, die zur gleichen Pflanzenfamilie gehören, und Wermut.

Von der Bitterkeit her im mittleren Bereich anzusiedeln sind Engelwurz, Kalmus, Schafgarbe, Salbei und die Schale der Bitterorange (Pomeranze).

Mild bitter sind Wegwarte, die Schale der einfachen Orange und Löwenzahn.

Bewährte Bittermittel aus der Apotheke: Amara-Pascoe, Bitter Elixier Wala, Carvomin Verdauungstropfen, Iberogast u. a.

Fertigarzneimittel:

Als Teedroge in der Apotheke: Taraxaci herba cum radice (1–2 TL mit 1 Tasse kaltem Wasser kurz aufkochen, 10 Minuten bedeckt ziehen lassen, 3 Tassen täglich trinken), Taraxacum Urtinktur Ceres (3-mal täglich 3 Tropfen), DHU (3-mal täglich 10 Tropfen), Löwenzahn naturreiner Heilpflanzensaft Schoenenberger (3-mal täglich 10 ml).

Ingwer

Zingiber officinalis

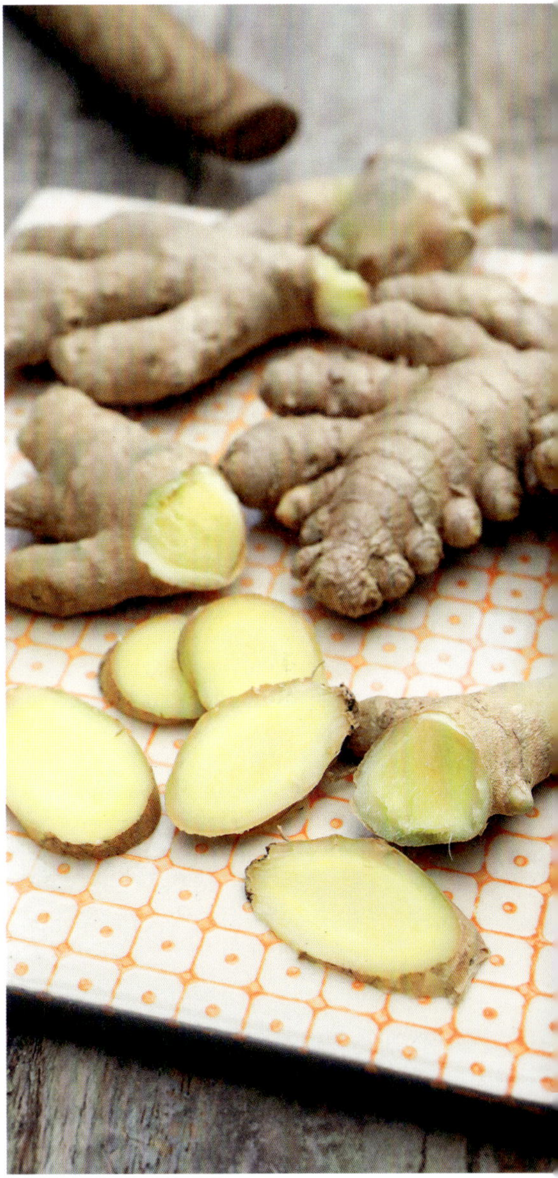

Ingwer war eines der ersten asiatischen Gewürze, die den Mittelmeerraum erreichten, und bereits im antiken Ägypten, Griechenland und Rom bekannt. Apicius, ein Feinschmecker aus dem 1. Jahrhundert n. Chr., empfahl ihn für Fleisch und Geflügelsaucen, für getrocknete Erbsen und Linsen und als Würze für Salz. Im 9. Jahrhundert war Ingwer in Europa so weit verbreitet, dass er als Tischwürze aufgestellt wurde.

Als wichtige Pflanze bei Erkältungen ist er Ihnen sicher wohlvertraut, hier ist jedoch seine verdauungsfördernde Wirkung gefragt. Traditionell wird er dort, wo er heimisch ist, meist in Form von Gewürzmischungen zum Kochen verwendet. Die enthaltenen Scharfstoffe lassen, wie Bitterstoffe, die Verdauungssäfte fließen. Außerdem wurde in jüngerer Zeit auch seine Leberschutz-Wirkung nachgewiesen.

Fertigarzneimittel:
Als Teedroge in der Apotheke: Zingiberis rhizoma (½ TL mit 1 Tasse kochendem Wasser übergießen, 5 Minuten bedeckt ziehen lassen, 3 Tassen täglich trinken) oder frisch (dann ungeschält und aus Bio-Anbau): ½ TL zerkleinerte Wurzel mit 1 Tasse heißem Wasser übergießen und 10–15 Minuten bedeckt ziehen lassen, 3 Tassen täglich trinken, Zingiber Urtinktur DHU (3-mal täglich 10 Tropfen).

Pfefferminze

Mentha piperita

Als Genusstee gehört sie zu den beliebtesten Teedrogen bei uns. Keine Jugendherberge ohne Pfefferminztee! Die Echte Pfefferminze ist eine Kreuzung aus Wasser- und Ähren-Minze und daher nur kultiviert zu finden. Sie staunen? Es gibt so viele verschiedene Minzarten, dass das bereits bei den alten Griechen Thema war: Als Pluto, der Herrscher der Unterwelt, sich in die hübsche Nymphe Mintha verliebte und seine Frau Persephone diese heimliche Liebe entdeckte und auf Rache sann, rettete Pluto die Nymphe, indem er sie in ein aromatisches Kraut verwandelte. Persephone aber zerriss es in wahnsinniger Eifersucht in 1000 Stücke, und so entstanden die verschiedenen Minzen.

Wir verwenden die Pfefferminze, die einen ausreichend hohen Wirkstoffgehalt und damit eine zuverlässig medizinische Wirkung hat. Das ätherische Öl der Pfefferminze wirkt anregend auf die Gallebildung und unterstützt dadurch nicht nur die Fettverdauung, sondern auch die Entgiftung. Sie gibt Teemischungen eine frische, schmackhafte Note.

Fertigarzneimittel:
Als Teedroge in der Apotheke: Menthae piperitae folium (1–2 TL mit 1 Tasse heißem Wasser übergießen, 10 Minuten bedeckt ziehen lassen, 3 Tassen täglich trinken), Mentha piperita Urtinktur Ceres (3-mal täglich 3 Tropfen), DHU (3-mal täglich 10 Tropfen).

Was können Sie noch tun, um die Leber zu unterstützen?

- Bitteres Gemüse und Obst in die Ernährung einbauen: Löwenzahn, junge Schafgarbenblätter, Rucola, Radicchio, Chicorée, Endivien, Zuckerhutsalat, Rosenkohl, Pampelmuse u. a.
- Nicht zu fett und nicht zu spät essen.
- Bewegung, gegebenenfalls Gewichtsreduktion.
- Verzicht auf Alkohol oder maßvoller Genuss, möglichst keine leberbelastenden Arzneimittel und Umweltgifte.

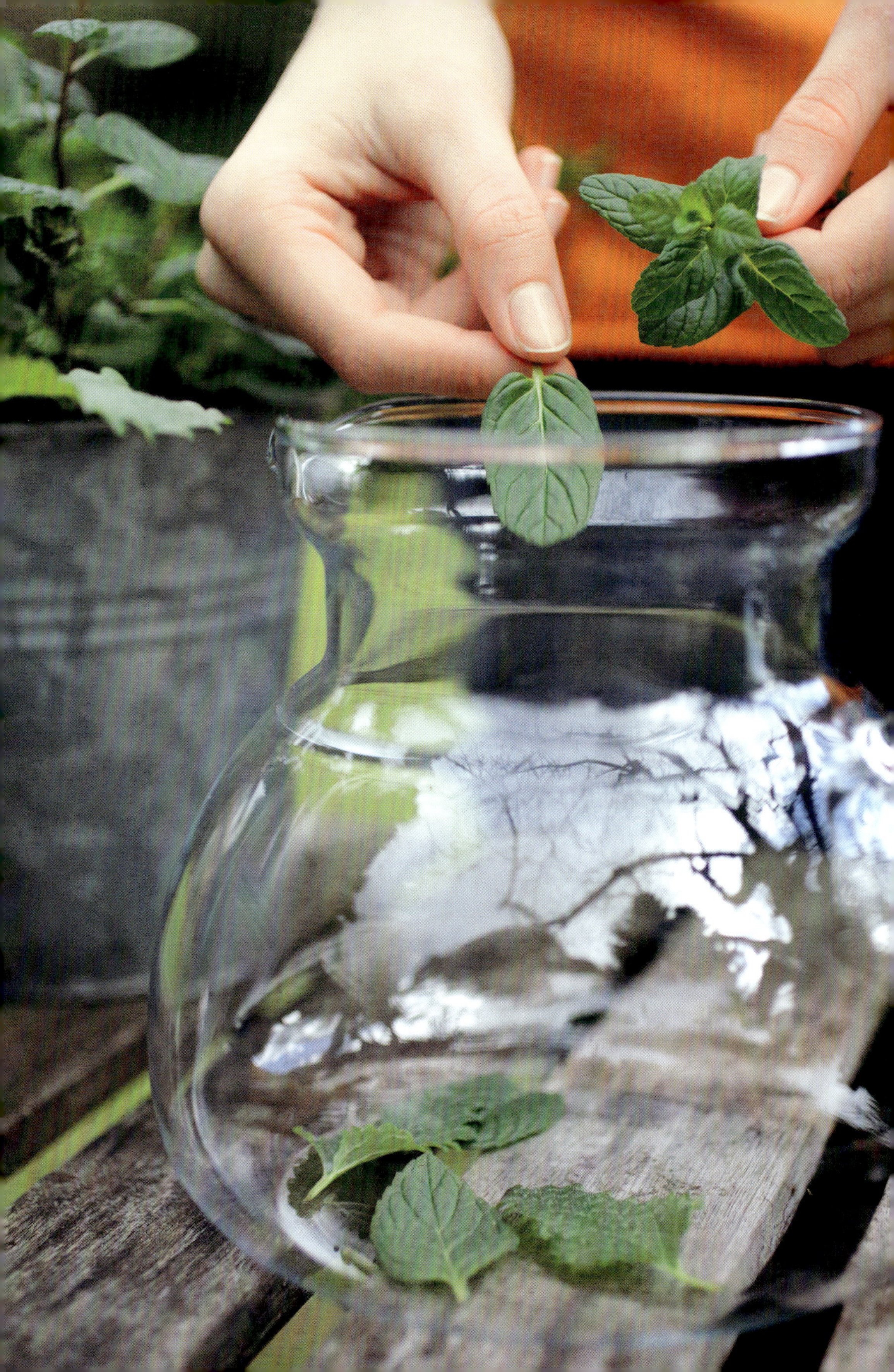

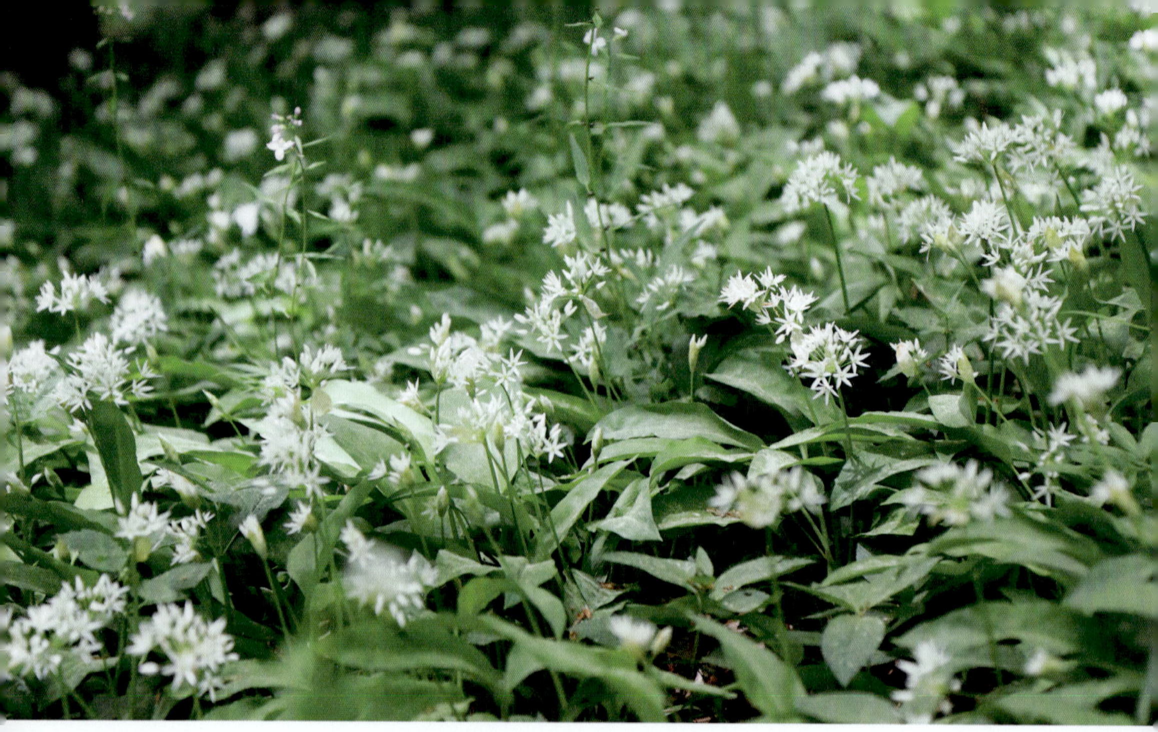

Der Darm

Die Alten waren sich sicher: Der Tod sitzt im Darm! Was dramatisch klingt, macht deutlich, welch zentrale Rolle der Darm für unsere Gesundheit spielt. Die wissenschaftlichen Erkenntnisse der letzten zehn Jahre haben vieles von dem bestätigt, was lange Zeit nur unter Anhängern der Naturheilkunde Thema war.

Etwa 8 m lang ist der Darm eines erwachsenen Menschen und der wichtigste Teil des Verdauungstraktes. Er ist unterteilt in Dünn- und Dickdarm, wobei den längsten Teil der Dünndarm mit verschiedenen Abschnitten ausmacht. Er hat in verschiedenen Bereichen wichtige Aufgaben zu stemmen.

Aufgaben des Darms

Im Stoffwechsel ist er zentral wichtig für die Aufnahme von Nährstoffen in das Blut, um damit die Körperzellen versorgen zu können. Vorher werden die Nährstoffe von der Leber auf mögliche Giftstoffe durchgecheckt und einige von ihr umgebaut. Beide Organe arbeiten Hand in Hand. Am Ende des Stoffwechsels fällt dem Darm die Aufgabe zu, Abfallstoffe auszuscheiden.

Essen Sie im Frühjahr reichlich frischen Bärlauch, denn er wirkt verdauungsfördernd und darmreinigend.

Verdauung

Nachdem die Nahrung zerkaut und mit Speichel versehen, im Magen gut mit Verdauungssaft gemischt und weiter zerkleinert und zerlegt wurde, beginnt im Dünndarm die Aufnahme von Nährstoffen. Bevor dies geschieht, mischt sich der angedaute Speisebrei aus dem Magen im Zwölffingerdarm, der an den Magenausgang grenzt, mit der Galle aus der Leber und dem Bauchspeichel. Dieser Cocktail aus Verdauungsenzymen bewirkt, dass die Nährstoffe nun ordentlich zerlegt und damit gut aufzunehmen sind. Um dies zu gewährleisten, ist unser Darm mehrfach gefaltet – 8 m wollen untergebracht werden! Die dadurch entstehende Oberfläche von etwa 400 m² dient einzig und allein der Nährstoffaufnahme.

Die Aufgabe des Dickdarms liegt in der Eindickung des Speisebreis zu Kot (oder Stuhl), ihm werden hier das Wasser und Elektrolyte entzogen.

Ausscheidung

Sie werden sich vermutlich noch nicht damit beschäftigt haben, woraus Ihr Stuhl eigentlich besteht, dabei ist das hochinteressant. Zum einen ist da natürlich Wasser und wir merken an der Festigkeit des Stuhls entsprechend schnell, wenn wir zu wenig getrunken haben. Dann wären da zum anderen die Bal-

Eine Oberfläche von 400 m² – auf 8 m Länge komprimiert – ist bereit zur Nährstoffaufnahme und Ausscheidung.

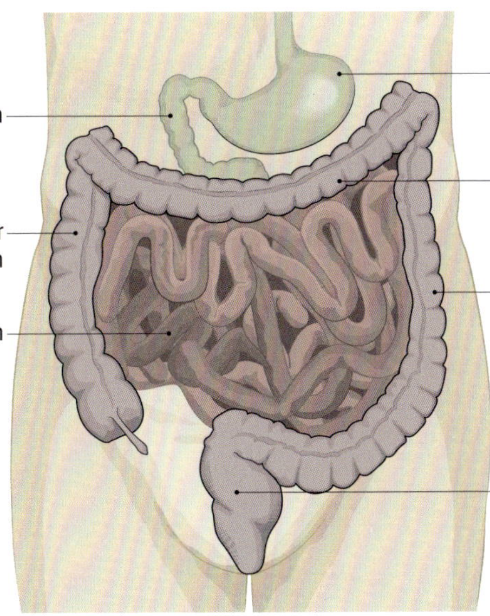

laststoffe – das sind unverdauliche Nahrungsbestandteile, die mit Wasser gut aufquellen können und nicht nur wichtig für einen ordentlichen Stuhlgang, sondern auch für die Pflege der Darmbakterien und der Schleimhaut sind. Weiterhin bestehen etwa 20–30 % unseres Stuhls aus mehr oder weniger lebendigen Darmbakterien, den Rest machen Fette, Stärke, Bindegewebe, Muskelfasern (aus der Nahrung) und abgestoßene Schleimhautzellen aus. Und zu guter Letzt nicht zu vergessen: Geruchsstoffe!

Abwehr

Die Schleimhäute unseres Körpers sind Grenzflächen nach außen, sie haben ständig Kontakt mit möglicherweise krankmachenden Stoffen oder Erregern. Das ist in der Nase und im Mund genauso der Fall wie in den Bronchien, der Vagina, dem Magen und – dem Darm. Entsprechend sind unsere Schleimhäute mit einem Widerstands-Bollwerk ausgestattet, die ein tieferes Vordringen verhindern sollen: einem dichten Bakterienrasen. Diese körpereigenen Bakterien verhindern das Eindringen in tiefere Schleimhautschichten, sie produzieren Abwehrstoffe und schaffen ein Milieu, das es Erregern schwer macht, sich zu vermehren. Sollten sie es dennoch geschafft haben, treffen sie auf die zweite Stufe der Abwehr: die dicht an dicht stehenden Schleimhautzellen. Sollten Erreger oder Toxine auch diese Barriere durchbrechen, wird Alarm ausgelöst: Etwa 70–80 % aller Zellen, die Antikörper bilden, sitzen in der Darmschleimhaut!

Das Bauchhirn

Mitte des 19. Jahrhunderts entdeckte der deutsche Nervenarzt Leopold Auerbach, dass der Darm mit einem riesigen Nervensystem durchsetzt ist. 100 Millionen Nervenzellen umhüllen den Verdauungstrakt – mehr als im Rückenmark vorhanden sind. Diese Nerven sorgen dafür, dass der Darm seine Arbeit ordnungsgemäß verrichten kann. Prinzipiell arbeitet dieses Nervensystem selbständig, es benötigt also keine Impulse aus dem Gehirn; trotzdem gibt es unzählige Nerven, die das Darmnervensystem mit dem Gehirn verbinden. Diese Verbindungen dienen normalerweise dazu, die Abläufe im Darm mit den Anforderungen und Informationen anderer Organe abzustimmen. So erfährt der Darm schon beim Anblick eines leckeren Essens, dass demnächst Nahrung ankommen wird.

Pfarrer Kneipp kombinierte Buttermilch mit Heilpflanzensäften: Über die Milchsäurebakterien freut sich der Darm.

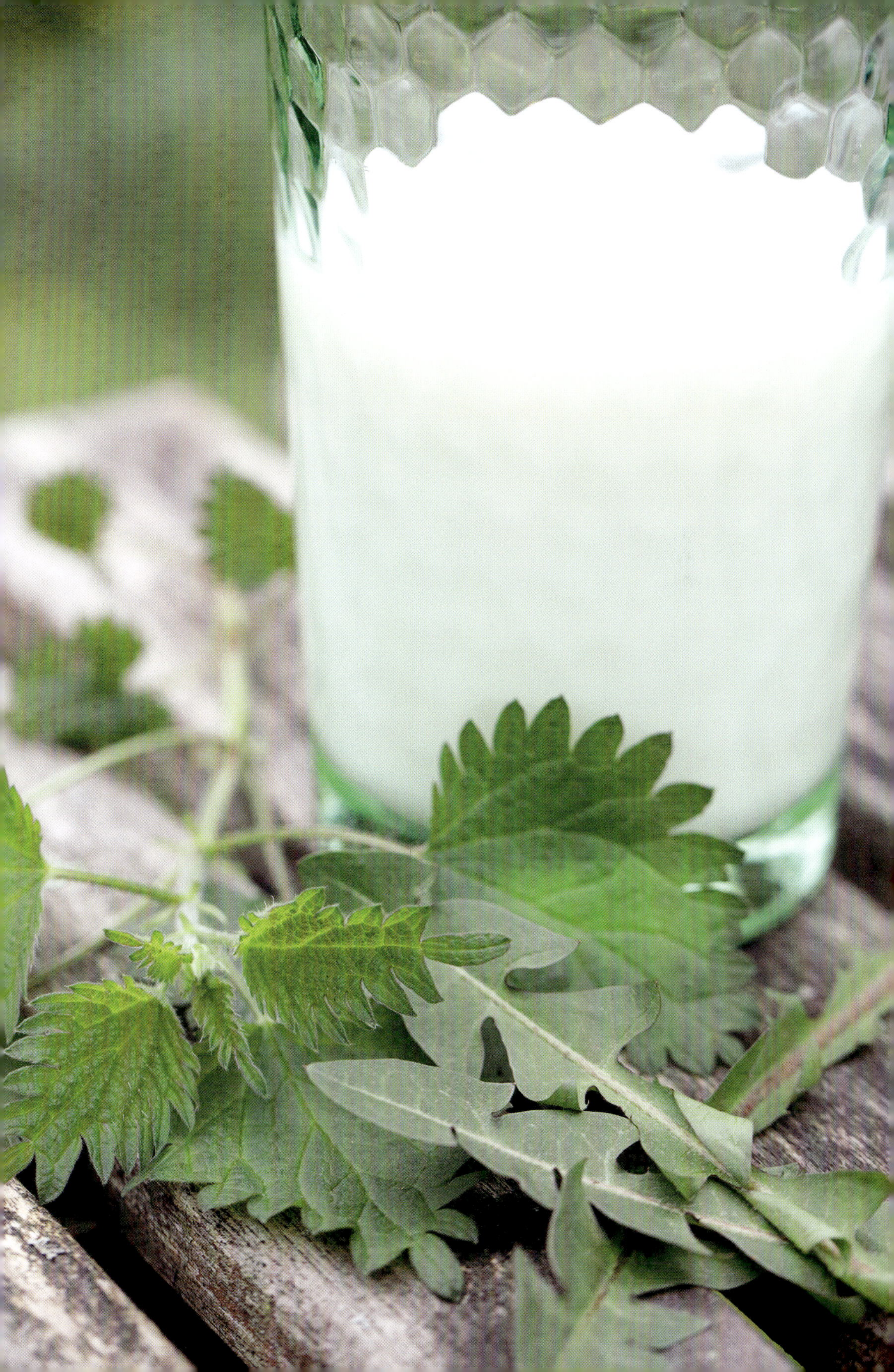

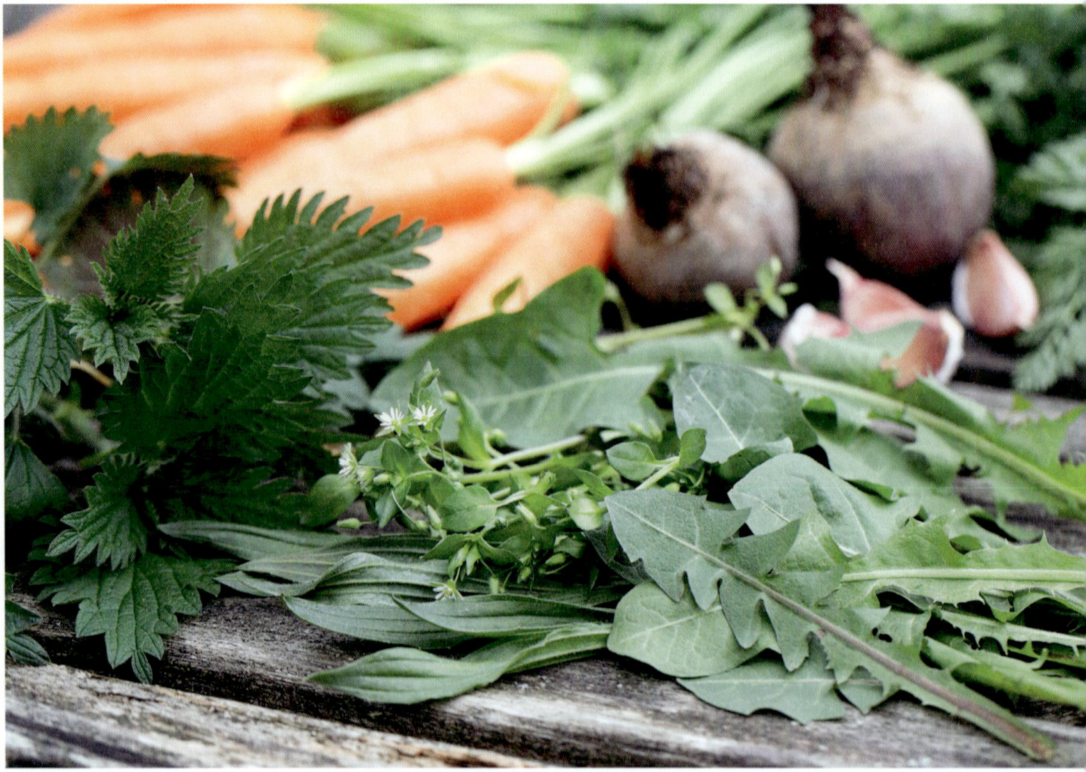

Die Ballaststoffe in Gemüse und frischen Kräutern sind gutes Futter für die Darmbakterien.

90 % der Nervenfasern führen in Richtung Gehirn, wesentlich mehr Informationen fließen also vom Bauchraum zum Gehirn als umgekehrt. Überbringer dieser Informationen sind Botenstoffe des Nervensystems – sogenannte Neurotransmitter. Eine wichtige Rolle bei der Übermittlung von Informationen innerhalb des Nervensystems spielt das Serotonin, das häufig auch als „Glückshormon" bezeichnet wird. Aufgrund dieser komplexen Zusammenhänge spricht man auch vom „Darmhirn" oder vom „zweiten Gehirn".

Neueste Forschungen zeigen, dass unsere Psyche auf das Verdauungssystem einen viel größeren Einfluss hat, als man bislang angenommen hat. Das Bauchhirn spielt eine große Rolle bei Freud und Leid und die Bedeutung eines gesunden Darmes ist angesichts solcher Verflechtungen wichtig.

Heilpflanzen für den Darm

Im Hinblick auf die Entgiftungsaufgabe des Darms spielt die Darmbewegung (Darmperistaltik) eine wichtige Rolle. Früher wurde jedem „Blutreinigungs-Tee" eine drastisch abführend wirkende Heilpflanze beigemischt. Heute geht man da behutsamer vor, denn nicht jeder Darm ist träge. Dennoch ist die Grundidee richtig, denn wenn Giftstoffe nicht mit dem Stuhl ausgeschieden werden, gelangen sie über den Blutkreislauf wieder in die Leber (wie gesagt: Leber und Darm arbeiten Hand in Hand, Seite 70). Man spricht in der Naturheilkunde in diesem Zusammenhang auch von Autointoxikation, also Selbstvergiftung.

Bei der Verwendung von Heilpflanzen zur Unterstützung der Ausscheidungsfunktion des Darmes gibt es drei Gesichtspunkte, die interessant sind:

- Die Herstellung eines Milieus im Darm, in dem sich die körpereigenen Darmbakterien wohlfühlen. Darmbakterien haben wichtige Aufgaben, nicht nur im Hinblick auf die eben beschriebene Abwehr: Sie ernähren die Zellen der Darmschleimhaut und produzieren Stoffe, die die Bewegung des Darmes anregen.
- Anregung der Darmtätigkeit
- Bindung von gesundheitsschädlichen Stoffen im Darm

Bei der Beschreibung der Leberpflanzen bin ich bereits auf die Bitterstoffdrogen eingegangen (Seite 66). Diese haben eine milieuverbessernde Wirkung im Darm, denn sie regen die Bildung von Verdauungssäften (Speichel, Magensaft, Galle, Bauchspeichel) an und sorgen damit für eine bessere Aufnahme von Nährstoffen im Dünndarm und eine gute Durchblutung der Darmschleimhaut. Das Denken in Zusammenhängen bewährt sich auch hier: Wenn Speisen durch Verdauungsenzyme gut in ihre Einzelbestandteile zerlegt und dadurch optimal aufgenommen werden können, beeinflusst dies das Milieu im Darm günstig. Stellen Sie sich vor, Eiweiße werden nicht vollständig zerlegt, dann kommt es zur sogenannten Fäulnisdyspepsie: Das merkt man selber am Geruch des Stuhls oder der „Winde", sie riechen faulig, wie faule Eier. Das kommt auch mal vor, wenn zu viel tierisches Eiweiß gegessen wurde, und ist normal, auf Dauer jedoch für den Darm nicht optimal. Wenn Zucker (Kohlenhydrate) nicht ausreichend verdaut wird, kommt es zur Gärung: Hier riechen Winde oder der Stuhl eher sauer. Bei beiden Schieflagen verändert sich der pH-Wert des Darminhaltes, das lässt manche Bakterien frohlocken und andere verzweifeln – und es kommt zur Veränderung der Zusammensetzung des Mikrobioms (mehr dazu im Kasten).

Bitterstoffe helfen, das Milieu im Darm zu regulieren, sodass unser Darm alle Aufgaben gut erledigen kann. Außerdem fördern sie über die Anregung der Gallensaftproduktion direkt die Darmperistaltik. In der Galle befindet sich Gallensäure, die abführend wirkt.

DIE BEDEUTUNG DES MIKROBIOMS

Unter Mikrobiom versteht man die Gemeinschaft der körpereigenen Bakterien. Unsere Darmbakterien haben wichtige Aufgaben innerhalb unseres Immunsystems, sie pflegen und ernähren unsere Darmschleimhaut, produzieren Vitamine und regen die Bewegung des Darmes an. Es gibt zahlreiche Ursachen, die zu einer Störung unseres Mikrobioms führen können, dazu gehören einseitige Ernährung, Stress, Medikamenteneinnahme und Darmerkrankungen. Bei hartnäckigen Verdauungsbeschwerden wie Blähungen, Völlegefühl und unregelmäßigem Stuhlgang könnte die Ursache in einer Dysbiose, einer Störung der bakteriellen Zusammensetzung, liegen. Hier kann eine Stuhluntersuchung über einen Arzt oder einen Heilpraktiker mit anschließender Darmsanierung sinnvoll sein. Wichtig ist, länger bestehende Verdauungsbeschwerden zuerst medizinisch abklären zu lassen.

Stoffwechselendprodukte müssen ausgeschieden werden – das setzt eine ordnungsgemäße Entleerung voraus. Doch was ist „normal", wenn es um den Stuhlgang geht? Einmal täglich? Dreimal täglich? Dreimal in der Woche? Es ist immer wieder spannend, wie unterschiedlich der eigene Rhythmus ist. Menschen mit einem sehr empfindlichen Darm müssen häufig mehrmals täglich auf die Toilette und fühlen sich verstopft, wenn sie an einem Tag nur ein- oder zweimal das WC aufsuchen konnten. Andere sind froh, wenn sie wenigstens alle paar Tage einmal Stuhlgang haben. Gut ist, wenn wir uns wohlfühlen, der Stuhl weich und geformt ist, sich gut „absetzen" lässt und man hinterher erleichtert ist. Dass das anders sein kann, wenn wir unterwegs oder im Stress sind oder uns mal anders ernährt haben, ist normal.

Von chronischer Verstopfung spricht man, wenn über mehr als 3 Monate der Stuhlgang regelmäßig 4 Tage ausbleibt, der Stuhl hart ist, starkes Pressen erforderlich ist und ein Gefühl der unvollständigen Darmentleerung bestehen bleibt. Hier ist dann Unterstützung sinnvoll und Sie sollten sich ein paar kritische Fragen stellen: Trinke ich genug? Bewege ich mich ausreichend? Ist meine Ernährung darmfreundlich genug? Oder stimmt sonst etwas nicht?

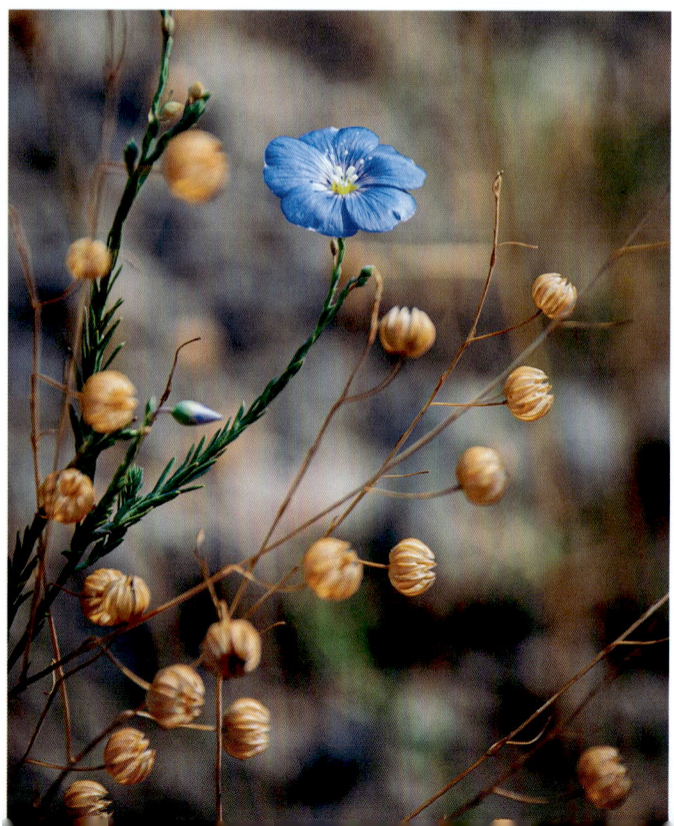

Der hochgeschätzte Lein regt die Darmbewegung an und bindet Giftstoffe.

Für das Ausscheiden von Stoffwechselendprodukten eignet sich eine Gruppe von Heilpflanzen: die Quelldrogen. Auch Ballaststoffe, wie sie in Obst, Gemüse und Getreide zu finden sind, quellen, aber Quelldrogen können das noch besser. Zu ihnen zählen Leinsamen und Flohsamen. Der Name ist hier Programm: Quelldrogen können durch ihren hohen Anteil an Schleimstoffen große Mengen an Flüssigkeiten binden und vergrößern damit ihr Volumen. Durch die Volumenzunahme wird nun ein Dehnungsreiz auf die Wand des Dickdarms ausgeübt und der reagiert darauf, indem er sich bewegt. Diese Darmperistaltik genannte Bewegung bewirkt, dass der Stuhl nun in Richtung Ausgang transportiert wird. Und damit nicht genug, denn gebunden werden auch Giftstoffe, Gär- und Fäulnisprodukte – alles, was in der Flüssigkeit gelöst ist. Das ist auch der Grund, warum Quelldrogen mit 30 Minuten Abstand zur Einnahme von Arzneimitteln eingenommen werden sollen, denn wenn sich Arzneiwirkstoffe im Dünndarm befinden, werden sie durch die Schleimstoffe gebunden und eventuell ohne gewirkt zu haben ausgeschieden. Das gleiche gilt für Nährstoffe, weshalb Quelldrogen optimalerweise zwischen den Mahlzeiten eingenommen werden.

Die abführende Wirkung von Quelldrogen setzt nach einigen Tagen ein, die giftbindende sofort. Der gequollene Samen verlässt den Darm unverdaut mit seiner Fracht, sie werden ihn im Stuhl wiedererkennen! Ein schöner Nebeneffekt ist, dass die Schleimstoffe für ein gutes Milieu im Darm sorgen, sie kleiden die Darmschleimhaut aus und sind ein gutes „Futter“ für die Darmflora.

Eine weitere Gruppe von Heilpflanzen wird eingesetzt, wenn die abführende Wirkung schneller eintreten soll, sie wurde früher als drastisch wirkende Abführmittel in deftigen Rezepturen verwendet. Ich möchte sie hier nur am Rande erwähnen, da es bei der Einnahme einiges zu beachten gibt und sie für unsere Zwecke nicht notwendig sind. Zu den sogenannten Phyto-Laxanzien gehört der eingedickte Saft aus der Blatthaut der Aloe, Früchte und Blätter der Senna, Rhizinusfrüchte und Medizinal-Rhabarberwurzel. Sie reizen die Dickdarmschleimhaut und bewirken damit durchfallartige Entleerungen, die mit Krämpfen einhergehen können. Die Dosierung muss mit Fingerspitzengefühl erfolgen und die Gefahr des Elektrolytverlustes ist auch nicht zu unterschätzen. Aus dem Grund sollten sie nicht länger als 1 Woche eingesetzt werden. Konzentrieren wir uns also besser auf die Quelldrogen. Eine Sonderstellung unter den Darmpflanzen, und nicht wegzudenken aus Frühjahrskuren, nimmt noch der Bärlauch ein.

Leinsamen

Linum usitatissimum

„Der meist verwendete“ ist die Übersetzung seines botanischen Artnamens. Viel verwendet wird er auch heute noch; und seit Langem gibt es je nach Verwertung spezielle Züchtungen. Der Flachs, wie er auch heißt, diente früher der Herstellung von Leinen, heute ist das bei uns selten. Bereits die Griechen und Römer kannten Leinenstoff und hüllten sich in ihn oder nähten Segel für ihre Schiffe daraus. Eine andere Züchtung setzt den Schwerpunkt auf die Ölgewinnung: Die Ölsaat Lein enthält hochwertige mehrfach ungesättigte Fettsäuren, die aus einer gesunden Ernährung nicht wegzudenken sind. Und nun zu unserer Art von Leinsamen: Hier ist der Gehalt an Schleimstoffen entscheidend. Daher empfehle ich, beim Kauf von Leinsamen darauf zu achten. Medizinal-Leinsamen, wie er auch genannt wird, enthält eine durch das Deutsche Arzneibuch vorgeschriebene Menge an Schleimstoffen. Sie erhalten ihn in der Apotheke, im Reformhaus und in der Drogerie und er ist als Arzneimittel gekennzeichnet. Im Gegensatz zum Leinsamen, den wir fürs Brotbacken oder im Müsli verwenden (der auch gesund ist!), ist dieser Lein nicht braun, sondern gelb. Er wird auch „Goldleinsamen“ genannt.

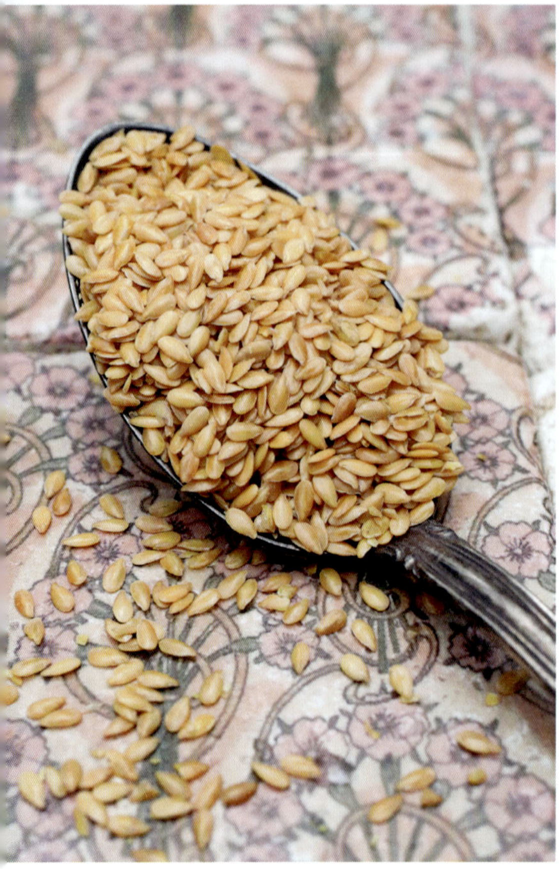

Fertigarzneimittel:
Linusit Goldleinsamen (2–3-mal täglich 1 EL mit 1 Glas Wasser zwischen den Mahlzeiten einnehmen).

LEINSAMEN IMMER MIT WASSER

Um den Quelleffekt zu haben, ist es wichtig, den Leinsamen unzerkleinert – also nicht geschrotet – zu verwenden. Dosierung: 2-–3-mal täglich zwischen den Mahlzeiten 1 EL in 1 Glas Wasser einrühren und zügig trinken. Nicht im Glas quellen lassen, er soll erst im Darm quellen.

Flohsamen

Plantago ovata

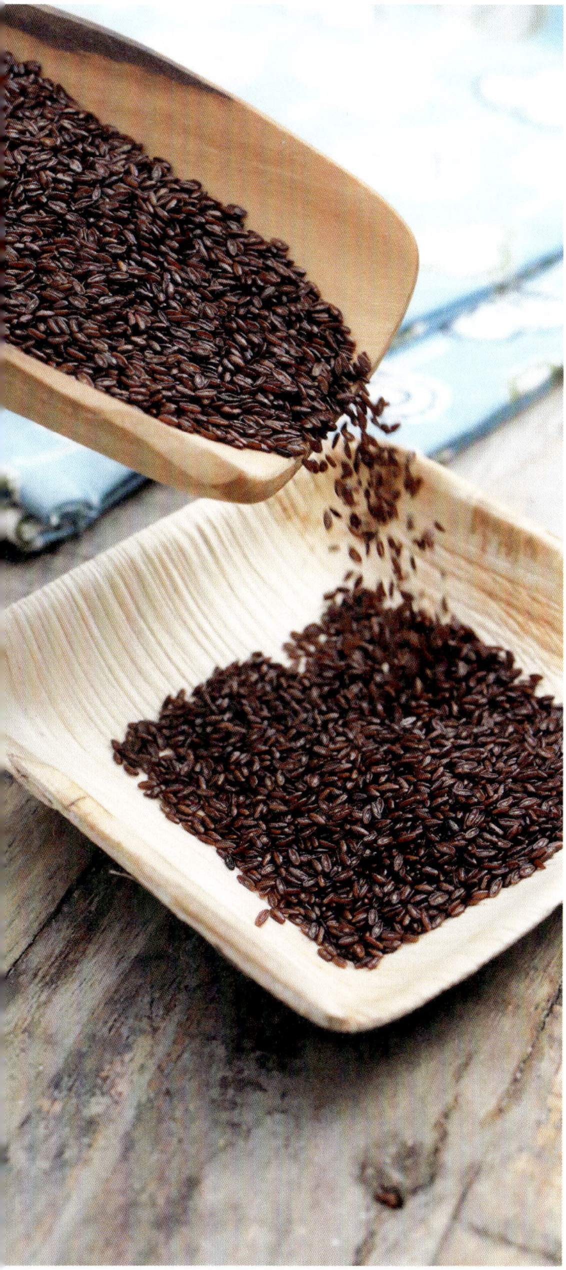

Der Flohsamen gehört zur Familie der Wegerichgewächse und heißt so, weil seine Samen so klein wie Flöhe sind. Bei uns sind Spitz-, Mittlerer und Breitwegerich die prominenten Vertreter dieser Pflanzenfamilie. Charakteristisch für sie sind die schleimigen Samen, mit denen sie sich vor Austrocknung schützen und ihre Verbreitung sichern: Sie haften an Fell und Kleidungsstücken. Spitz- und Breitwegerich haben es auf diese Art bis nach Amerika geschafft, die europäischen Einwanderer brachten ihn in ihrem Gepäck mit.

Flohsamen ist bei uns nicht heimisch, er enthält mehr Schleimstoffe als Leinsamen. Neben dem ganzen Flohsamen hat sich bei uns die Einnahme von Flohsamenschalen etabliert. Die erhalten Sie in Bioläden, Reformhäusern, Drogerien und Apotheken.

Fertigarzneimittel:
Aurica Flohsamen und Flohsamenschalen (2-–3-mal täglich 1 TL mit 1 Glas Wasser zwischen den Mahlzeiten einnehmen).

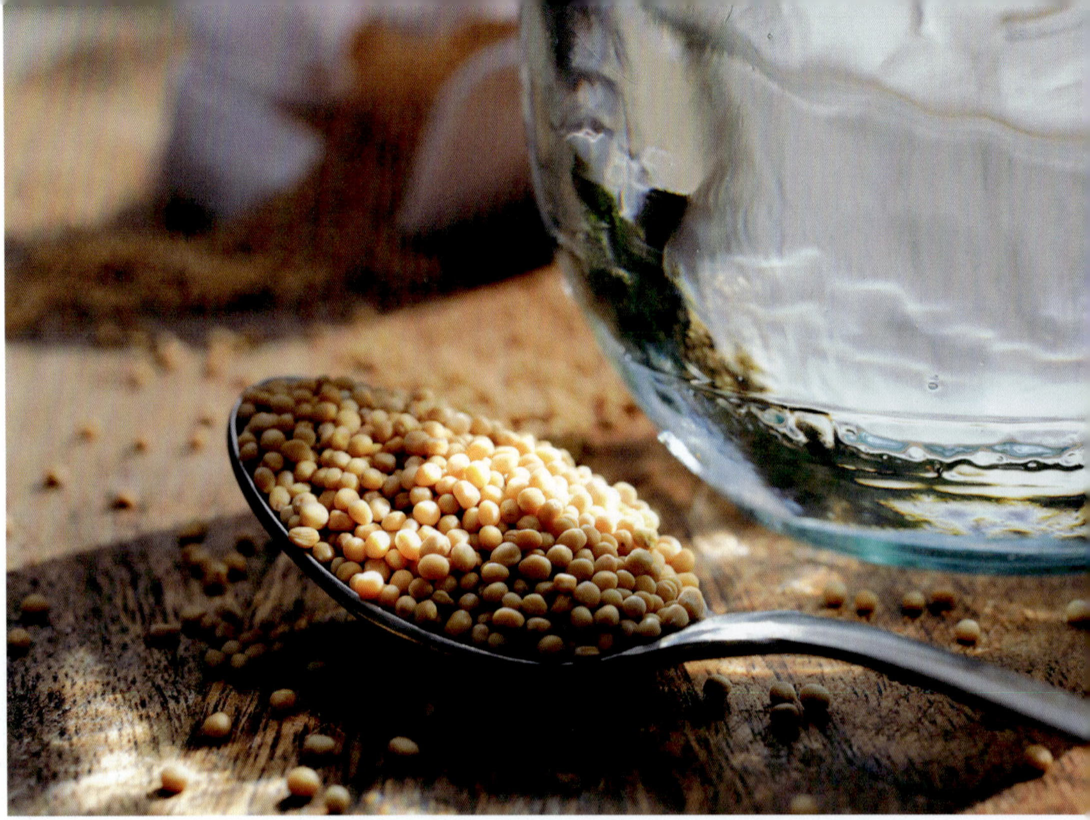

Senfkörner

Sinapis alba

Die Senfkörner-Kur erfreute sich früher großer Beliebtheit, Pfarrer Kneipp bezeichnete sie als „Darmbürste". Es gibt gute Gründe, ihr wieder zu mehr Bekanntheit zu verhelfen, denn hier vereinen sich verschiedene günstige Wirkungen: Senfkörner können quellen und wirken, ähnlich wie Quelldrogen, mild abführend. Die enthaltenen Senföle, die Sie als Schärfe im Senf kennen, sind hier in gebundener Form mild und dennoch effektiv wirksam. Sie wirken antibakteriell und sorgen für ein gutes Milieu im Darm, indem pathogene Keime verdrängt werden. Verwendet wird weißer bzw. gelber Senf (das ist das Gleiche) – nicht der schwarze Senf, der wäre zu scharf. Wichtig ist, dass er unzerkleinert eingenommen wird.

Fertigarzneimittel:
Sano Gold Senfkörner (3-mal täglich 1 TL mit 1 Glas Wasser vor den Mahlzeiten einnehmen).

SENFKÖRNER-KUR

4–6 Wochen lang 3-mal täglich 1 TL Senfkörner vor den Mahlzeiten unzerkaut mit 1 Glas Wasser einnehmen.

Bärlauch

Allium ursinum

Der Schweizer Kräuterpfarrer Künzle sang ein Loblied auf ihn: „Wohl kein Kraut der Erde ist so wirksam zur Reinigung von Magen, Gedärmen und Blut wie der Bärenlauch. Ewig kränkelnde Leute, mit Flechten und Ausschlägen versehen, die Scrophulösen (= Abwehrschwachen) und die Bleichsüchtigen (= Blutarmen) sollten den Bärenlauch verehren wie Gold. Die jungen Leute würden aufblühen wie ein Rosenspalier." Damit ist eigentlich alles gesagt – aber wir schauen uns trotzdem genauer an, was da wirkt.

Bärlauch enthält, wie seine Geschwister aus der Lauchfamilie Zwiebel und Knoblauch, Schwefelverbindungen, die entgiftend wirken. Er hilft, im Darm aufzuräumen, wenn sich dort unerwünschte Bakterien aufhalten oder sich ein Darmpilz (*Candida albicans*) breitgemacht hat. Außerdem lässt er die Verdauungssäfte fließen und wirkt cholesterinsenkend. Durch seine zusätzlich blutdrucksenkende und blutverdünnende Wirkung eignet er sich besonders für Menschen mit eben diesen Schwachpunkten.

Fertigarzneimittel:
Allium ursinum Urtinktur Ceres (3-mal täglich 3 Tropfen), DHU (3-mal täglich 10 Tropfen), Bärlauch naturreiner Heilpflanzensaft Schoenenberger (3-mal täglich 10 ml), Bärlau Kapseln und Essenz Nestmann, Bärlauch Frischblatt Kapseln Dr. Pandalis.

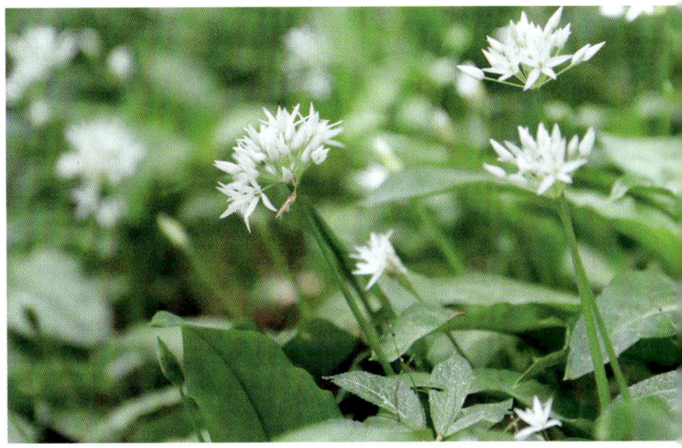

FRISCHER BÄRLAUCH

Bärlauch wirkt nur im frischen Zustand, essen Sie in der Saison jeden Tag eine Handvoll Blätter, möglichst roh. Sie können auch die Blüten, Samen und Zwiebelchen essen – köstlich! Haltbar können Sie ihn durch die Herstellung einer Tinktur (Seite 137) oder eines Pestos machen. Tiefgefroren hält er sich etwa 6 Monate.

Was können Sie noch tun, um den Darm zu unterstützen?

Mit ballaststoffreicher Ernährung machen Sie Ihrem Darm die größte Freude. Viel Obst und Gemüse, möglichst volles Korn, ausreichend Flüssigkeit und Bewegung gefallen ihm. Milchsauer vergorenes Gemüse wie Sauerkraut, Rote Bete oder Kohl unterstützen die körpereigenen Darmbakterien. Milchsaure Bakterien finden sich auch in Sauermilchprodukten wie Joghurt und Kefir.

Die Nieren

Sehr sensibel sind sie, unsere Nieren: Sie reagieren empfindlich auf Kälte, zu wenig Flüssigkeit, zu viel Salz und die Langzeiteinnahme bestimmter Medikamente. Dazu zählen einige Schmerzmittel, einige Antibiotika und Chemotherapeutika, oft ist es aber eher die Kombination verschiedener Wirkstoffe, die unseren Nieren schaden.

Die Nieren sind etwa faustgroß, liegen im Bereich der Flanken im unteren Rücken und leisten Schwerstarbeit für unseren Körper: Wie eine Kläranlage filtern sie Schadstoffe und Abbauprodukte des Stoffwechsels aus dem Blut und vermischen sie mit Wasser, sodass sie mit dem Urin ausgeschieden werden können. Pro Minute filtern die Nieren 1 l Blut, aber nur 1 % davon bildet den fertigen Urin. Der Rest wird dem Blutkreislauf wieder zugeführt. Ohne diese lebenswichtige Arbeit der Nieren würde der Körper von innen vergiftet werden.

Außerdem regulieren sie über ein hochkomplexes hormonell gesteuertes System den Blutdruck, regulieren den Mineralien- und Wasserhaushalt und produzieren ein wichtiges Hormon zur Anregung der Blutbildung: Erythropoetin.

Die Nieren reinigen unser Blut von Giftstoffen wie eine feine Filteranlage.

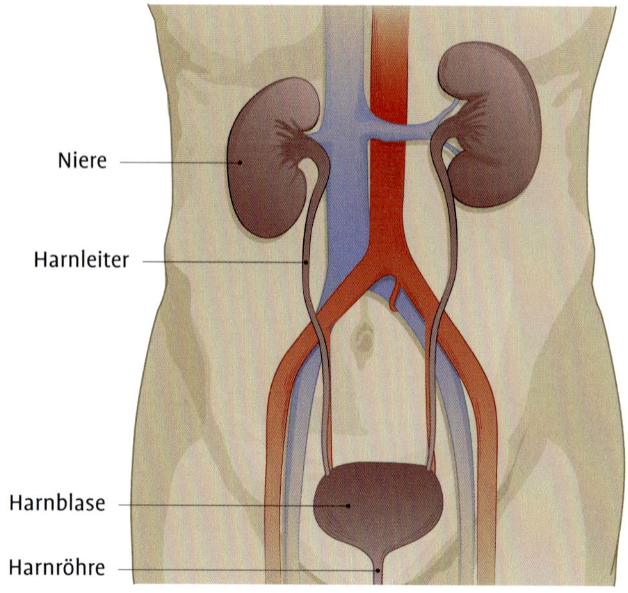

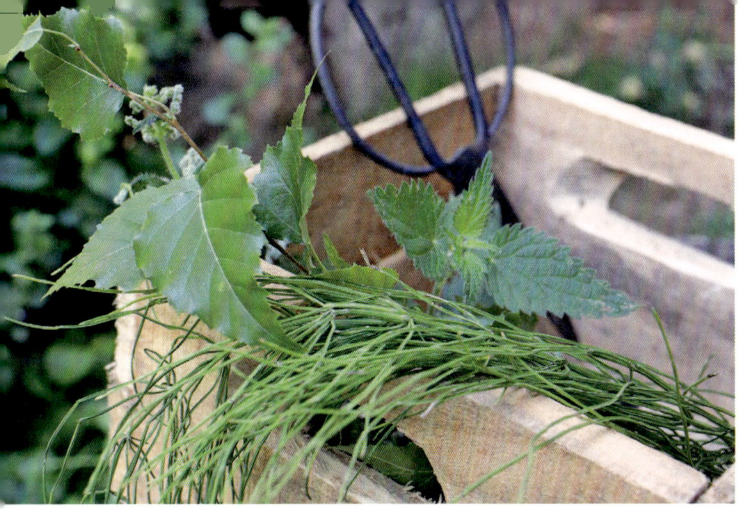

Birke, Ackerschachtelhalm und Brennnessel: ein starkes Trio zur Unterstützung der Nieren.

Aufgaben der Nieren

Hier soll der Schwerpunkt auf die für uns wichtigen Aufgaben im Zusammenhang mit Stoffwechsel und Entgiftung liegen.

Ausscheidung

Täglich werden von unseren fleißigen Nieren etwa 1,5–2 l Urin produziert und es ist interessant, sich anzuschauen, woraus er besteht: Zu 95 % aus Wasser, den Rest machen Stoffwechselendprodukte, organische Säuren, Hormone, wasserlösliche Vitamine, organische und anorganische Salze und Farbstoffe aus. An Stoffwechselendprodukten finden sich die Stoffe, die am Ende des Eiweißstoffwechsels übrig bleiben: Harnstoff (aus der Leber), Harnsäure und Kreatinin. Sollte die Niere geschädigt sein und ihrer Entgiftungsfunktion nicht vollständig nachkommen können, kann ein Teil der wasserlöslichen Stoffe auch über den Schweiß ausgeschieden werden. Schwer nierenkranke Menschen produzieren oft einen Schweiß, der nach Urin riecht.

Regulierung des Säure-Basen-Haushaltes

Der menschliche Organismus ist auf einen konstanten pH-Wert des Blutes angewiesen (7,37–7,45, Seite 17). Dafür stehen ihm mehrere Regulationsmechanismen zur Verfügung, wie zum Beispiel Puffersysteme des Blutes, die Lunge, die Leber und die Nieren.

Regulierung des Wasserhaushaltes

Wussten Sie, dass unser Körper zu fast drei Vierteln aus Wasser besteht? Je jünger der Mensch, desto höher ist der Wasseranteil. Dabei findet sich unterschiedlich viel davon in den verschiedenen Körpergeweben: im Blut, in der Skelettmuskulatur, dem Interstitium (Zwischenzellgewebe, Seite 31) und der Haut besonders viel, im Fettgewebe nur wenig. Durch Schwitzen, ausgeatmete Luft, Urin und Stuhl verliert der Körper jeden Tag Wasser – ein Erwachsener braucht etwa 2 l Flüssigkeit, um diesen Verlust auszugleichen.

Wasser hält den Blutdruck aufrecht und verteilt die Wärme im Körper. Es dient als Transportmittel für alle Stoffe, die der Körper braucht – Mineralstoffe, Hormone, Nahrungsbestandteile –, und für die, die er verbraucht hat (Stoffwechselendprodukte). Sie stutzen vielleicht, weil ich den Blutkreislauf als das große Transportmittel vorgestellt habe, aber das ist kein Widerspruch, denn unser Blut besteht zu 90 % aus Wasser. Haben wir zu wenig Wasser zu uns genommen, hat das Auswirkungen: Das Blut wird dicker, fließt langsamer und kann das Gewebe nicht mehr optimal versorgen, außerdem können nicht mehr genug Giftstoffe und Stoffwechselendprodukte ausgeschieden werden, da nicht genug Wasser zum „Durchspülen" des Körpers vorhanden ist. Unsere Muskelzellen erhalten vom Blut zu wenig Nährstoffe und Sauerstoff und unsere Muskeln machen nach kurzer Zeit schlapp. Und ein deutlich spürbares Symptom von Dehydration (Austrocknung) kennen wir alle: ein trockener Mund. Dann produziert unsere Schleimhaut weniger Speichel und dieser wird zäh und dickflüssig.

Die Nieren sorgen dafür, dass der Gesamtgehalt des Wassers im Körper immer gleich bleibt. Die Wasserabgabe des Körpers wird also immer an die Wasseraufnahme angepasst: Je mehr Wasser getrunken wird, desto mehr scheiden die Nieren aus. Gesteuert wird dies vom Durstzentrum, das sich im Hypothalamus im Gehirn befindet. Bereits ein relativ geringer Verlust von Wasser löst ein drängendes Durstgefühl aus.

Heilpflanzen für die Nieren

Es gibt viele Heilpflanzen, die eine harntreibende Wirkung haben. Hervorzuheben sind hier mineralienreiche Heilpflanzen, die eine vermehrte Urinbildung bewirken. Andere Nierenpflanzen enthalten ätherisches Öl, das eine vermehrte Durchblutung

MINERALIENREICHE PFLANZEN BEI ÜBERSÄUERUNG

Im Zusammenhang mit Entgiftung, Entschlackung und Frühjahrskuren wird immer wieder von Übersäuerung gesprochen. Wenn das Blut droht, zu sauer zu werden, werden Säuren in das Bindegewebe abgeschoben, quasi geparkt. Wenn das Blut dann wieder Kapazitäten zur Aufnahme von Säuren hat, dann werden diese aufgenommen und über die Nieren ausgeschieden. Da Mineralien im Körper basisch wirken, können sie Säuren neutralisieren. Deshalb werden im Zusammenhang mit Übersäuerung häufig sogenannte Basenpulver eingesetzt. Außerdem finden sich im Handel zahlreiche Basentees in unterschiedlicher Zusammensetzung – wenn man diese anschaut, fällt auf, dass sich hier meist besonders mineralienreiche Heilpflanzen finden: Löwenzahn, Brennnessel, Schachtelhalm u. a. Wie gut, dass sie zusätzlich harntreibend wirken, denn mit dem Urin wird über die Nieren ein Teil der Säuren ausgeschieden – eine sinnvolle Doppelwirkung.

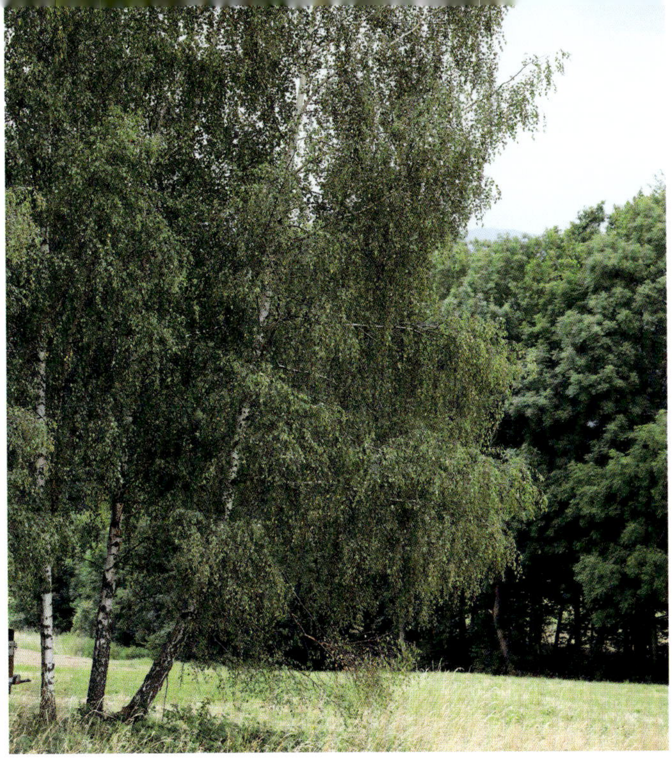

Wegen ihres Bezugs zum Wasser wird die Birke auch Nierenbaum genannt.

des Nierengewebes auslöst, wodurch es zur vermehrten Bildung von Urin kommt. Ähnliches bewirken auch Saponine. Das sind Wirkstoffe, die zahlreiche, sehr unterschiedliche Reaktionen im Körper hervorrufen können: Sie wirken häufig reizend auf Haut und Schleimhaut. In den Nieren bewirken einige der saponinreichen Heilpflanzen ebenfalls eine vermehrte Harnproduktion. Auch Heilpflanzen mit bestimmten Flavonoiden bewirken das.

Der Vorteil von Heilpflanzen, die die Urinproduktion erhöhen, ist, dass sie im Gegensatz zu synthetischen Diuretika, eher bekannt als „Entwässerungstabletten", nicht zu einem Elektrolytverlust führen. Synthetische Diuretika werden schulmedizinisch eingesetzt bei Herzerkrankungen und hohem Blutdruck, um das Volumen des kursierenden Blutes über eine vermehrte Ausscheidung von Wasser zu verringern. Denn eine große Menge Blut belastet das Herz und erhöht den Blutdruck. Ein Elektrolytverlust kann jedoch zu Herzrhythmusstörungen führen, häufig müssen die Elektrolyte dann ersetzt werden. Dass Heilpflanzen dies nicht auslösen, hängt mit dem Wirkmechanismus bzw. dem Ansatzpunkt der Urinproduktion in der Niere zusammen. Das ist sehr kompliziert und muss an dieser Stelle für das Verständnis nicht vertieft werden.

Seien sie vorsichtig beim kurmäßigen Einsatz von Heilpflanzen mit harntreibender Wirkung, wenn sie unter Wassereinlagerungen (Ödemen) leiden. Hinter Wassereinlagerungen kann sich eine ernste Herz- oder Nierenerkrankung verbergen, bitte klären Sie das erst einmal bei Ihrem Arzt ab (Seite 46).

Brennnessel

Urtica dioica, U. urens

„Die Brennnessel hat in der Tat für Kenner den größten Wert", befand Sebastian Kneipp. Nicht nur Kneipp schwor auf die Brennnessel, auch für mich spielt sie in meiner Praxis eine ganz wichtige Rolle. Neben dem Löwenzahn ist sie die große Pflanze für das Thema Entgiftung und Übersäuerung. Ich setze sie im Rahmen von Frühjahrskuren, besonders gerne jedoch bei rheumatischen Beschwerden wie Arthrose, ein. Obwohl sie uns mit ihren Nesselhaaren auf Distanz hält, läuft sie uns förmlich nach, denn sie bevorzugt als Standort nährstoffreichen Boden – und der findet sich vor allem dort, wo Mensch und Tier leben. Sollten Sie einen Garten haben, dann lassen Sie ihr ruhig etwas Platz, denn sie ist nicht nur sehr gesund, sondern auch Futter für die Raupen von rund 50 Schmetterlingsarten und es lässt sich aus ihr eine gute Jauche für Ihr Gemüse herstellen.

Brennnessel enthält in ihren Blättern bis zu 20 % Mineralien und Spurenelemente und wirkt dadurch harntreibend und basisch. Weniger bekannt ist ihre entzündungshemmende Wirkung, die gerade bei Gelenksentzündungen gefragt ist. Hier werden hochdosierte Arzneimittel eingesetzt. Aber gerade, wenn es in Ihrer Familie eine Disposition für rheumatische Erkrankungen gibt, empfehle ich zur Vorbeugung einmal jährlich eine Frühjahrskur mit Brennnessel und Löwenzahn durchzuführen.

Brennnessel ist auch ein feines Wildgemüse. Verwenden Sie die jungen, noch zarten Blätter für Quiches, Brennnesselspätzle, Suppen und Aufläufe. Der Geschmack ist überraschend herzhaft und überzeugt auch Skeptiker!

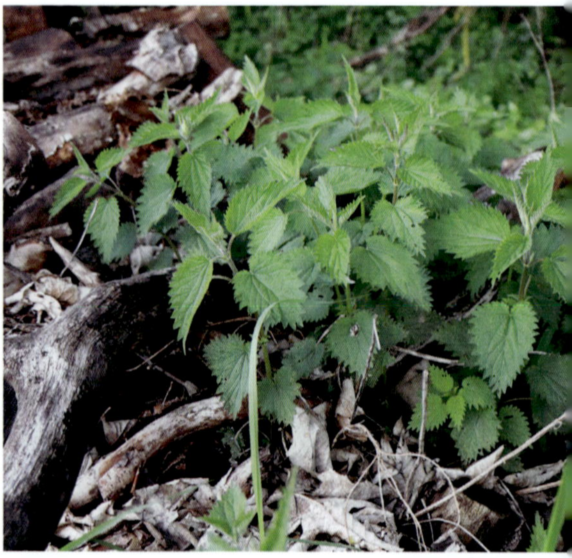

Fertigarzneimittel:
Als Teedroge in der Apotheke: Urticae folium (1–2 TL mit 1 Tasse kochendem Wasser übergießen, 10–15 Minuten bedeckt ziehen lassen, 3 Tassen täglich trinken), Urtica dioica Urtinktur Ceres (3-mal täglich 3 Tropfen), DHU (3-mal täglich 10 Tropfen), Brennnessel naturreiner Heilpflanzensaft Schoenenberger (3-mal täglich 10 ml).

WENN'S JUCKT …

Selten kann die Brennnessel bei innerlicher Einnahme Hautjucken auslösen. Diese Reaktion ist nicht gefährlich, sie hängt mit dem in den Brennhaaren enthaltenen Histamin zusammen. Sollten Sie unter einer bekannten Histaminüberempfindlichkeit leiden und diese Reaktion bei sich beobachten, dann wechseln Sie zur Birke.

Birke

Betula pubescens, B. verrucosa

Wenn die Birke grün wird, dann ist der Winter vorbei und das Frühjahr ist da. Sie ist Symbol für das erwachende Leben und die sich erneuernde Natur und in katholischen Gegenden wird auch heute noch zum 1. Mai in der Dorfmitte der Maibaum aufgestellt. Erstmals schriftlich festgehalten wurde der Maibrauch in einer Aachener Urkunde aus dem Jahre 1225. Als der Dorfpfarrer den Tanz um den „gottlos aufgerichteten Baum" als von Dämonen beherrscht verdammte und ihn ohne langes Federlesen fällte, kam es zu Handgreiflichkeiten. Der schnell herbeigerufene Vogt allerdings fand Gefallen an der Feierlichkeit und ließ einen noch größeren Baum vom Wald holen, ganz im Sinne eines damaligen Bauernspruches: „Wer arbeitet und niemals feiert, Lust und Kräfte bald verleiert."

Birkenblätter enthalten eine Mischung verschiedenster Inhaltsstoffe, die im Team die Harnbildung anregen. Sie haben einen harzig-bitteren Geschmack, der sehr speziell ist. Im Volksmund wird die Birke wegen ihrer kräftig harntreibenden Wirkung „Nierenbaum" genannt.

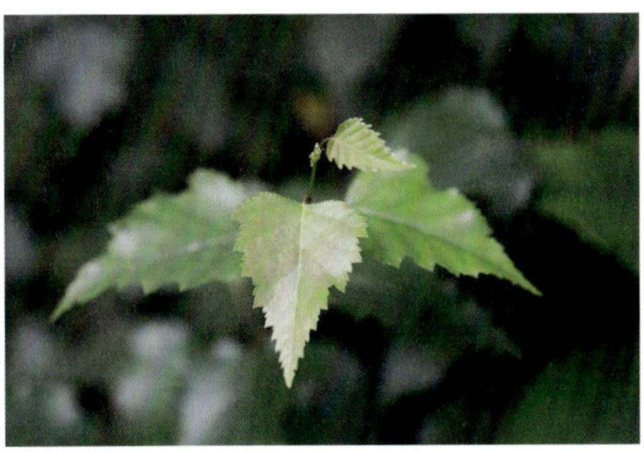

Der Baum verbraucht reichlich Wasser, an einem heißen Tag können das schon einmal 100 l sein! Im Frühjahr, wenn das Wasser in die Äste steigt und es zur Blattbildung kommt, ist der Wassertransport besonders hoch, und früher zapfte man um diese Zeit das sogenannte Birkenwasser aus dem Stamm. Waldarbeiter schätzten die Birke als Trinkquelle. Auch heute noch gibt es viele Liebhaber des Birkenwassers, denn es ist reich an Aminosäuren, Spurenelementen und Vitaminen.

Vom Zapfen des Birkenwassers möchte ich abraten, denn es ist für den Baum lebensnotwendig und Verletzungen der Rinde führen zum Eindringen von Krankheitserregern. In Reformhäusern, Drogerien und Bioläden kann man Birkenwasser in guter Qualität und aus nachhaltiger „Ernte" kaufen.

Fertigarzneimittel:
Als Teedroge in der Apotheke: Betulae folium (2 TL mit 1 Tasse kochendem Wasser übergießen, 15 Minuten bedeckt ziehen lassen, 3 Tassen täglich trinken), Betula Urtinktur Ceres (3-mal täglich 3 Tropfen), DHU (3-mal täglich 10 Tropfen), Birke naturreiner Heilpflanzensaft Schoenenberger (3-mal täglich 10 ml), Birken Aktiv-Getränk Weleda (2-mal täglich 1 EL).

Löwenzahn

Taraxacum officinale

Der Löwenzahn tauchte bereits bei den Leberpflanzen auf (Seite 66) und hier wird ihm erneut der rote Teppich ausgerollt. Immerhin gibt es über 600 Trivialnamen für ihn: Pusteblume, Mönchskopf und Kuhblume sind nur einige davon. Sicher ist Ihnen auch schon die Vielgestaltigkeit des Löwenzahns aufgefallen: Wenn er ungestört wachsen kann, wird er bis zu 50 cm groß und hat lange aufrechte Blätter. Wächst er auf Wegen oder häufig gemähten Wiesen, sind die Blätter kurz und liegen dem Boden auf, der Stängel wird dann oft nur wenige Zentimeter hoch. Auch die Zahnung der Blätter variiert von sehr ausgeprägt bis kaum gezahnt.

Seine Anpassungsfähigkeit findet sich auch in der Zusammensetzung der Inhaltsstoffe. Im Herbst findet sich in der Wurzel ein Speicherzucker, der ihm über den Winter hilft: Inulin. Inulin ist auch in der Wurzel anderer Korbblütler enthalten. In der Medizin ist es bekannt als Präbiotikum, was bedeutet, dass es ein gutes „Futter" für unsere körpereigenen Darmbakterien ist. Daher ist Inulin auch in einigen Nahrungsergänzungsmitteln enthalten. Im Frühjahr hingegen bildet der Löwenzahn in seiner Wurzel viele Bitterstoffe, vermutlich als Schutz vor dem Gefressenwerden. Seine Wurzel wurde früher übrigens als Ersatz für Bohnenkaffee geröstet und gemahlen.

Für Heilzwecke nutzen wir die ganze Pflanze, bevor sie den Blütenstängel austreibt. Wurzel und Blattrosette werden gesammelt und für Tees getrocknet oder als Tinktur (Seite 121) angesetzt.

Als „Bettseicher" (oder französisch: „Pissenlit") wird er für seine harntreibende Wirkung gerühmt. Zurückzuführen ist dies auf die große Menge an Kalium in den Blättern. Darüber hinaus wurden ganz beachtliche Wirkungen festgestellt: Löwenzahn wirkt stärkend und kräftigend, manche bezeichnen ihn als „Ginseng des Westens". Wie viele andere Heilpflanzen wirkt er stark antioxidativ und entzündungshemmend. Das erklärt seinen guten Ruf als Rheumapflanze. In Laboruntersuchungen konnte zudem eine hemmende Wirkung auf zahlreiche Krebszellen festgestellt werden.

Aus der Hochzeit der Griechen und Römer ist übrigens nichts über seine Verwendung bekannt. Er taucht erst bei den arabischen Ärzten des frühen Mittelalters (Avicenna, 11. Jahrhundert) und in den klassischen europäischen Kräuterbüchern des Mittelalters auf. Hier wird er vor allem zur Behandlung von Augenentzündungen und zum Bleichen der Haut bei Sommersprossen verwendet. Aber bitte nicht nachmachen!

Doch zurück zum Thema Stoffwechsel: Für mich sind Löwenzahn und Brennnessel das Entgiftungs-Dreamteam!

Fertigarzneimittel:
Als Teedroge in der Apotheke: Taraxaci herba cum radice (1–2 TL mit 1 Tasse kaltem Wasser kurz aufkochen, 10 Minuten bedeckt ziehen lassen, 3 Tassen täglich trinken), Taraxacum Urtinktur Ceres (3-mal täglich 3 Tropfen), DHU (3-mal täglich 10 Tropfen), Löwenzahn naturreiner Heilpflanzensaft Schoenenberger (3-mal täglich 10 ml).

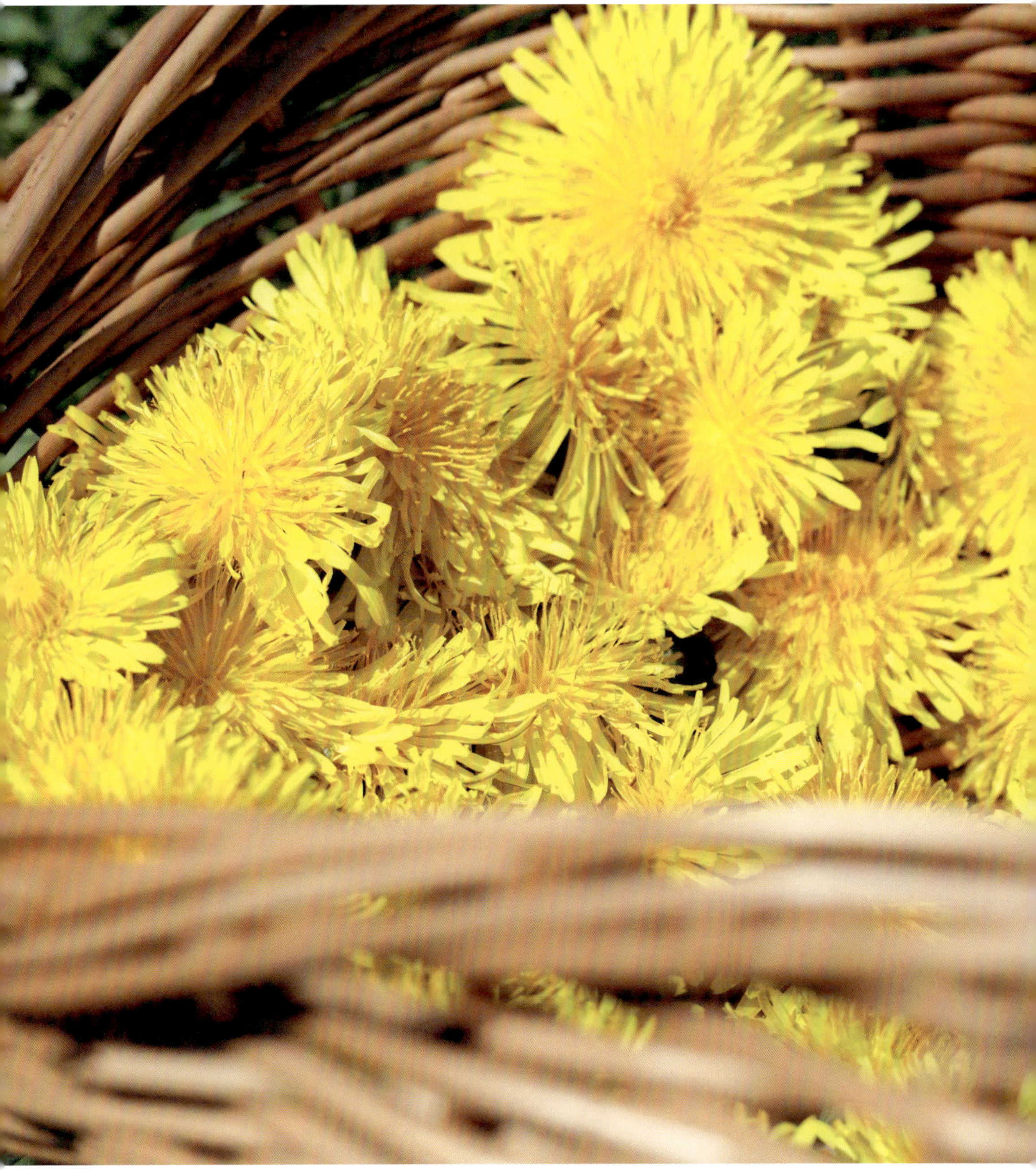

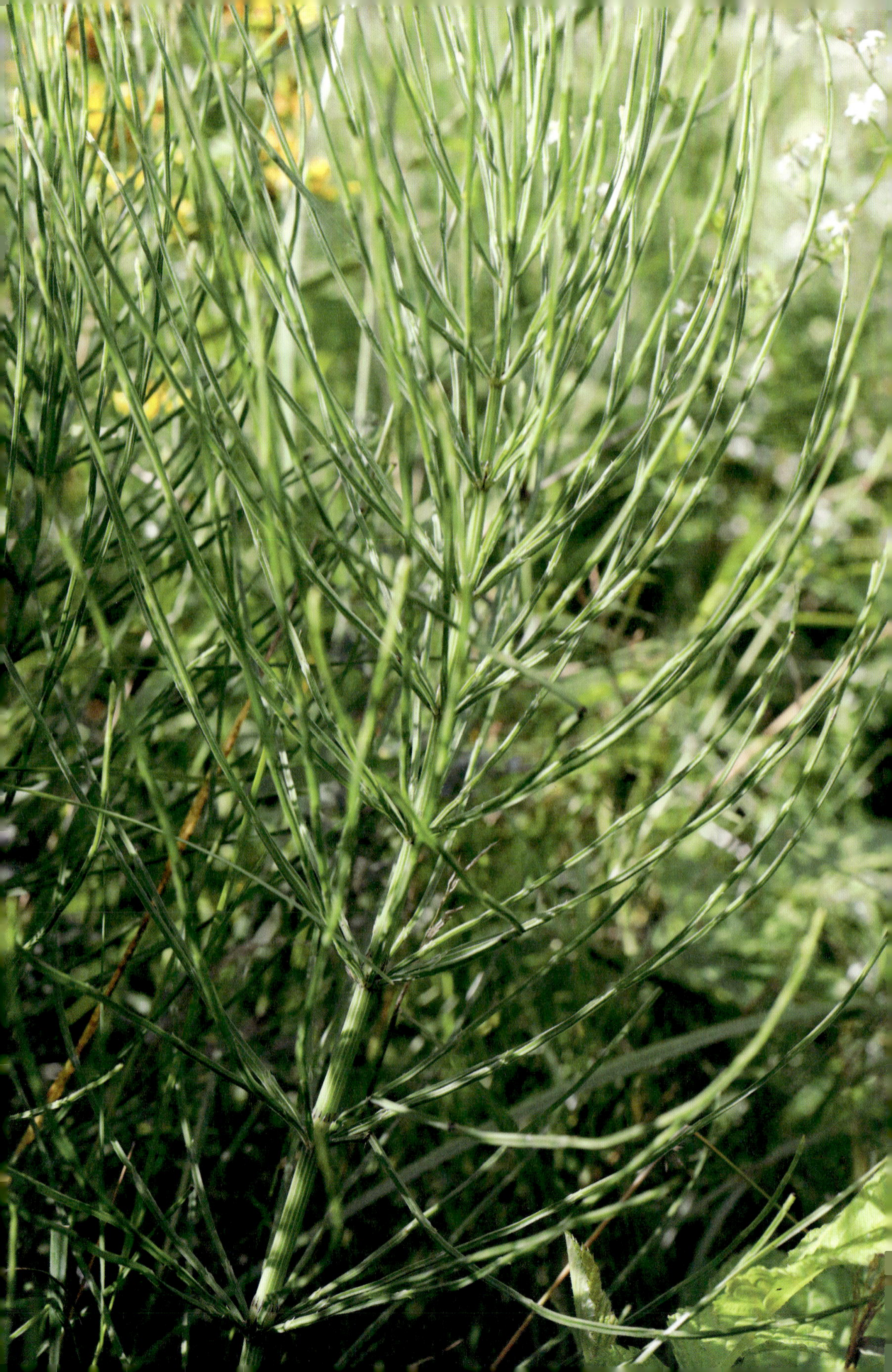

Ackerschachtelhalm

Equisetum arvense

Als Ackerunkraut verschrien kommt das auch Zinnkraut genannte Heilkraut sehr häufig vor: Es findet sich aber nicht nur auf Äckern, sondern häufig sehr zum Ärger der Besitzer auch in Gärten, an Wegrändern und auf feuchten Wiesen. Durch seinen hohen Gehalt an Mineralien fühlt er sich trocken und spröde an. Früher wurde mit ihm das Zinngeschirr auf Hochglanz poliert. Den Großteil der Mineralien macht die Kieselsäure aus, die eine besonders wichtige Rolle in Bezug auf Festigkeit und Elastizität unseres Bindegewebes hat.

Fertigarzneimittel:
Als Teedroge in der Apotheke: Equiseti herba (1 EL mit 1 Tasse Wasser 15 Minuten köcheln, weitere 20–30 Minuten bedeckt ziehen lassen, 3 Tassen täglich trinken), Equisetum arvense Urtinktur Ceres (3-mal täglich 3 Tropfen), DHU (3-mal täglich 10 Tropfen), Zinnkraut naturreiner Heilpflanzensaft Schoenenberger (3-mal täglich 10 ml).

KIESELSÄURE UND BINDEGEWEBE

Wenn wir spröde, brüchige Haare haben und unsere Fingernägel brechen, dann können das Zeichen für einen Kieselsäuremangel sein. Kieselsäure ist an vielen Stoffwechselprozessen im menschlichen Körper beteiligt, sie übernimmt eine wichtige Funktion bei der Bildung von Bindegewebsstrukturen der Haut und sorgt gleichermaßen für die Elastizität von Knorpeln, Sehnen und Bändern. Gerade bei schwachem Bindegewebe ist die Zufuhr von kieselsäurehaltigen Nahrungsmitteln wichtig. Kieselsäure hat auch eine direkte Wirkung auf den Stoffwechsel des Bindegewebes: Sie bindet Wasser und unterstützt damit das notwendigerweise feuchte Milieu im Zwischenzellgewebe und unterstützt den Transport von Nährstoffen und den Abtransport von Stoffwechselendprodukten aus den Zellen.

Insbesondere in pflanzlichen Lebensmitteln steckt viel von dem Spurenelement, den höchsten Gehalt an Kieselsäure haben Getreide wie Hirse, Gerste und Haferflocken. Auch in Kartoffeln, Bananen, Topinambur, Erdnüssen, Spinat und Eiern ist das Element reichlich vorhanden und natürlich in Trink- und Mineralwasser.

Wir brauchen täglich etwa 50–100 mg Kieselsäure, ältere Menschen 200 mg. Bei einseitiger Ernährung kann es zum Mangel kommen.

Wacholder

Juniperus communis

Häufig ist der Wacholder in Heidelandschaften zu finden: Trockene, sandige, leicht saure Böden hat er gerne. Der Strauch wächst im Schneckentempo – es braucht Jahre, bis er mannshoch wird, und Jahrzehnte, bis er die Baumhöhe erreicht. Seine blaubereiften, spitzigen Nadeln können die größte Trockenheit ohne Schaden ertragen. Er gehört zu den Koniferen und seine Früchte sind keine Beeren, sondern fleischig gewordene Fruchtblätter. Man bezeichnet sie als Scheinbeeren, eigentlich sind es Zapfen, die von fleischigen Fruchthüllen ganz überdeckt sind.

Wacholderbeeren kennen Sie aus dem Sauer- und Rotkraut, gerne werden sie auch für Wildgerichte verwendet und helfen, schwer Verdauliches besser zu verdauen, denn sie wirken anregend auf die Verdauungssäfte.

Hier kommt die harntreibende Wirkung des Wacholders zum Einsatz. In der Volksmedizin erfreut er sich spätestens durch Kneipps Wacholderbeeren-Kur großer Beliebtheit.

WACHOLDERBEEREN-KUR NACH KNEIPP

Begonnen wird mit zwei Beeren täglich, die gut zerkaut werden. Steigern Sie täglich um eine Beere, bis auf 15 Beeren. Dann wird täglich eine weniger gekaut, bis Sie wieder bei zwei angelangt sind.

Führen Sie diese Kur bitte nicht durch, wenn Sie nierenkrank sind, da die ätherischen Öle des Wacholders die Niere sonst zu stark reizen.

Fertigarzneimittel:

Als Teedroge in der Apotheke: Juniperi fructus (1 TL im Mörser angequetschte Beeren mit 1 Tasse kochendem Wasser übergießen, 10–15 Minuten bedeckt ziehen lassen, 3 Tassen täglich trinken), Juniperus communis Urtinktur DHU (3-mal täglich 10 Tropfen).

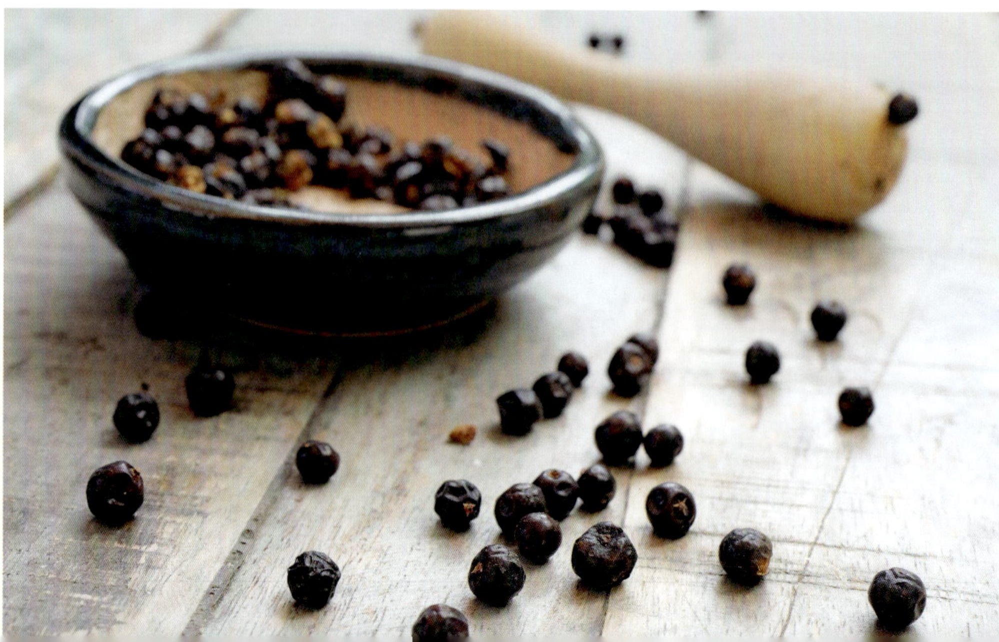

Echte Goldrute

Solidago virgaurea

Bei uns gibt es drei verschiedene Goldrutenarten: Zwei von ihnen, die Kanadische Goldrute (*Solidago canadensis*) und die Riesen-Goldrute (*S. gigantea*), sind sehr dominant, sodass sie an manchen Standorten einheimische Pflanzen verdrängen und dort als sogenannte invasive Neophyten bekämpft werden. Sie verbreiten sich über ein unterirdisches Wurzelgeflecht, sind sehr wuchsfreudig und anspruchslos. Der Vorteil ist, dass Sie selten weit laufen müssen, um sie zu finden. Die dritte im Bunde wird Echte Goldrute (*S. virgaurea*) genannt, sie ist kleiner und seltener als ihre nordamerikanischen Schwestern und bevorzugt Magerrasen und lichte Wälder. Wir finden sie auch in den Bergen, dort wird sie selten höher als 50 cm und blüht im Hoch- und Spätsommer. Bekannt wurde sie als Nierenpflanze durch Gottfried Rademacher, einen Arzt, der bereits im 19. Jahrhundert in seinem damals weit verbreiteten Werk „Rechtfertigung der Erfahrungsheillehre" Loblieder auf ihre nierenschützende Wirkung sang. Seitdem erfreut sie sich, ähnlich wie die Mariendistel (Seite 60), in der Naturheilkunde großer Beliebtheit. Alle Goldrutenarten wirken harntreibend, die Echte Goldrute wirkt zusätzlich nierenstärkend und nierenschützend.

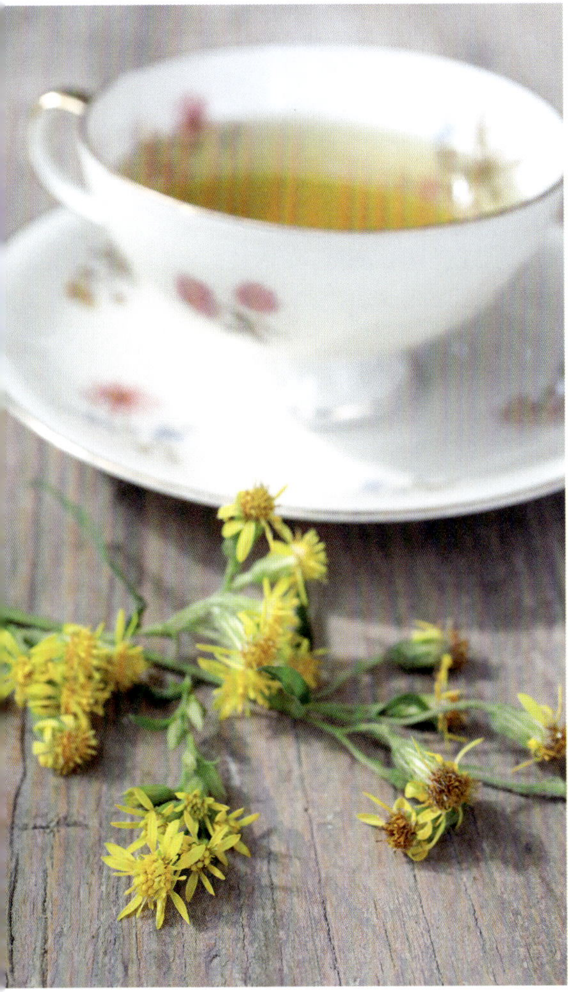

Fertigarzneimittel:
Echte Goldrute als Teedroge in der Apotheke: Solidaginis virgaureae herba (1–2 TL mit 1 Tasse kochendem Wasser übergießen, 20 Minuten bedeckt ziehen lassen, 3 Tassen täglich trinken), Solidago virgaurea Urtinktur Ceres (3-mal täglich 3 Tropfen), DHU (3-mal täglich 10 Tropfen), Solidagoren mono (3-mal täglich 1 Dragee).

Giersch

Aegopodium podagraria

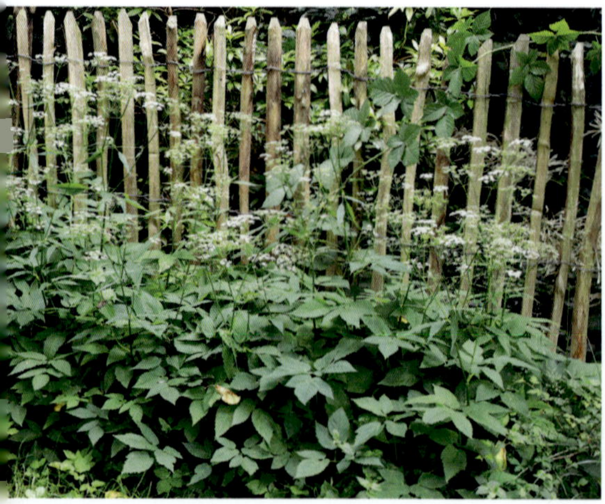

Der Giersch ist ein Kraut, an dem sich die Geister scheiden, sein Trivialname „Gärtnerschreck" deutet bereits die Richtung an ... Einmal im Garten, wird man ihn schwer wieder los; er mag es nährstoffreich, feucht und halbschattig. Sie finden ihn an Waldrändern, in Hecken und im Unterholz. Vielleicht kennen Sie ihn als Wildgemüse, er hat einen zart-würzigen, an Petersilie erinnernden Geschmack und macht sich fein im Salat, in Bratlingen und Kräuterquark. Hierfür wird er gesammelt, solange die Blätter zart sind, also im zeitigen Frühjahr. Für Heilzwecke wird der weiß blühende Doldenblütler im späten Frühjahr bzw. Frühsommer geerntet, erst dann hat er die Wirkstoffe, die wir brauchen. Früher als Gichtkraut bekannt, ist er heute fast in Vergessenheit geraten, dabei deutet sein botanischer Name bereits darauf hin: Als „Podagra" hat man früher die schmerzhaften Gelenkentzündungen bei Gicht bezeichnet. Er war einst St. Gerhard, Schutzpatron der Gichtkranken, geweiht. Sein hoher Gehalt an Mineralien, vor allem an Kalium, erklären seine harntreibende Wirkung.

Fertigarzneimittel:
Als Teedroge in der Apotheke: Aegopodii herba (1–2 TL mit 1 Tasse kochendem Wasser übergießen, 10 Minuten bedeckt ziehen lassen, 3 Tassen täglich trinken), Dr. Pandalis Dreiblatt Kalium Granulat (Nahrungsergänzungsmittel, 1 TL täglich).

DER GIERSCH UND DIE GICHT

Giersch enthält eine große Menge an Mineralien, vor allem reichlich Kalium. Im Körper steuert Kalium gemeinsam mit Natrium den Wasserhaushalt. Außerdem ist Kalium ganz erheblich an der Weiterleitung von Impulsen in den Nerven- und Muskelzellen beteiligt. Insbesondere spielt es eine entscheidende Rolle bei der Erregbarkeit und Funktion von Herzmuskelzellen.

Im Zusammenhang mit der Gicht lohnt sich das Denken in Zusammenhängen: Die Gicht entsteht durch ein Zuviel an Harnsäure im Blut. Harnsäure entsteht als Stoffwechselendprodukt beim Eiweißstoffwechsel und fällt beim Konsum von tierischen Eiweißen an. Wer reichlich Wurst und Fleisch isst, hat mit zunehmendem Alter häufig Probleme mit einem erhöhten Harnsäurespiegel im Blut und muss in der Folge harnsäuresenkende Arzneimittel zu sich nehmen. Die Gicht gibt es aber auch in Form einer angeborenen Stoffwechselerkrankung, ganz unabhängig von der Ernährung. In beiden Fällen – erworben oder angeboren – kann man durch eine Ernährungsumstellung weg von tierischen Eiweißen viel erreichen.

Findet sich zu viel Harnsäure im Blut, dann wird sie zwischenzeitlich im Bindegewebe „geparkt", bis sie wieder ausgeschieden werden kann. Dort lagert sie sich in Gelenkspalten ab, wird kristallin und führt zu äußerst schmerzhaften Entzündungen.

Petersilie

Petroselinum crispum

Das ist mal ein praktischer Heilpflanzen-Tipp, denn Sie brauchen nur in den Garten oder auf den Balkon zu gehen und werden schon fündig. Petersilie ist nicht nur beim Kochen ein wunderbares Würzkraut, sondern auch als Heilkraut interessant. Bekannt ist sie für den hohen Vitamin-C-Gehalt, für uns ist aber auch ihr hoher Mineraliengehalt interessant. Sie lässt sich gut trocknen und gibt jedem Tee eine feine Note.

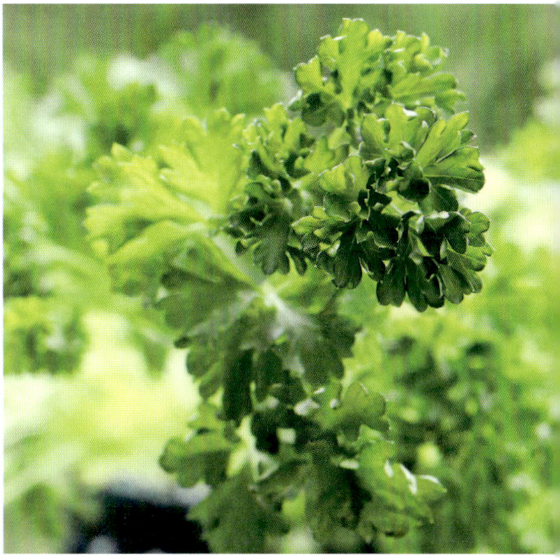

Fertigarzneimittel:
Als Teedroge in der Apotheke: Petroselini herba (1–2 TL mit 1 Tasse kochendem Wasser übergießen, 10 Minuten bedeckt ziehen lassen, 3 Tassen täglich trinken), Petersilie naturreiner Heilpflanzensaft Schoenenberger (3-mal täglich 10 ml).

Was können Sie noch tun, um die Nieren zu unterstützen?

- Ausreichend trinken: Ein Erwachsener braucht etwa 2 l sogenannte Neutralflüssigkeit am Tag. Gemeint ist damit vor allem Wasser, gut sind auch dünne Saftschorlen und dünne Kräutertees.
- Wärme tut den Nieren gut, achten Sie auf warme Füße und eine warme Nierengegend.
- Zu viel Salz belastet die Nieren, sie können das Natriumchlorid nicht mehr vollständig aus dem Blut entfernen. Dadurch steigt der Blutdruck. Ernährungswissenschaftler empfehlen deshalb nicht mehr als 6 g Salz pro Tag.
- Zu viel Eiweiß belastet die Nieren: Proteine sind essenzielle Nährstoffe, Hauptbestandteil unserer Muskeln ist beispielsweise Eiweiß. Wer jedoch mehr als die von der Deutschen Gesellschaft für Ernährung (DGE) empfohlenen 0,8 g pro Kilogramm Körpergewicht täglich isst, belastet seine Nieren. Überflüssiges Eiweiß wird zu Harnstoff umgewandelt und die Nieren müssen ihn über den Harn abtransportieren. Ein Beispiel: Bei 70 kg Körpergewicht sollte man nur etwa 56 g Eiweiß pro Tag essen. 100 g Rindfleisch liefern 26 g Eiweiß, 100 g Joghurt 5 g Eiweiß. Insgesamt übersäuert fleischreiche Kost den Körper bei Nierenschwäche, denn die Nieren müssen die Säuren aus dem Blut herausfiltern und ableiten. Je höher der Säurespiegel steigt, umso schwieriger wird das für die Nieren.

Die Haut

Wenn wir allein von der Größe ausgehen würden, wäre die Haut das größte Ausscheidungsorgan. Denn sie ist immerhin das größte Körperorgan und hat ebenfalls eine Aufgabe bei der Ausscheidung wasserlöslicher Stoffwechselendprodukte. Nicht umsonst nennt der Volksmund die Haut die „dritte Niere".

Die Haut ist mit einer Gesamtfläche von 1,5–2 m^2 und einem Gesamtgewicht von 18–20 kg das größte Einzelorgan mit lebenswichtigen Stoffwechsel- und Schutzfunktionen. Außerdem ist unsere Haut eine breitflächige „Registrierstelle" für unser körperliches Befinden. Sie bestimmt ganz wesentlich das äußere Erscheinungsbild des Menschen, sie kann ein Spiegel seines Wesens und seiner Leiden sein.

Aufgaben der Haut

Die Haut ist ein Organ mit vielfältigen Funktionen im Dienst des Gesamtorganismus. Hier soll der Schwerpunkt auf die Aufgaben im Zusammenhang mit Stoffwechsel und Entgiftung liegen.

Schutz- und Abwehrfunktion

Die Haut schützt den Körper vor mechanischen, chemischen und thermischen Schäden. Hierbei spielen körpereigene Bakterien, die unsere Haut besiedeln, eine wichtige Rolle. Sie bilden ein erstes Bollwerk gegen schädliche Einflüsse von außen und wollen gehegt und gepflegt werden. Diese Hautflora hemmt das Wachstum von Pilzen und Bakterien. Oft wird vom „Säureschutzmantel" der Haut gesprochen – gemeint ist damit diese Gemeinschaft der Hautbakterien. Und die mögen es sauer. Um den Säureschutzmantel zu erhalten, ist es empfehlenswert, zur Reinigung sogenannte pH-neutrale Waschlotionen zu verwenden. Im Gegensatz zur herkömmlichen Seife, die aus Lauge hergestellt und damit alkalisch ist, verändern sie den pH-Wert der Haut nicht.

In der Lederhaut finden sich zusätzlich zahlreiche Abwehrzellen, die bei Bedrohung von außen auf den Plan gerufen werden.

Regulation des Wärmehaushalts

Die Haut dient der Temperaturregulierung mithilfe veränderlicher Durchblutung und durch Schwitzen.

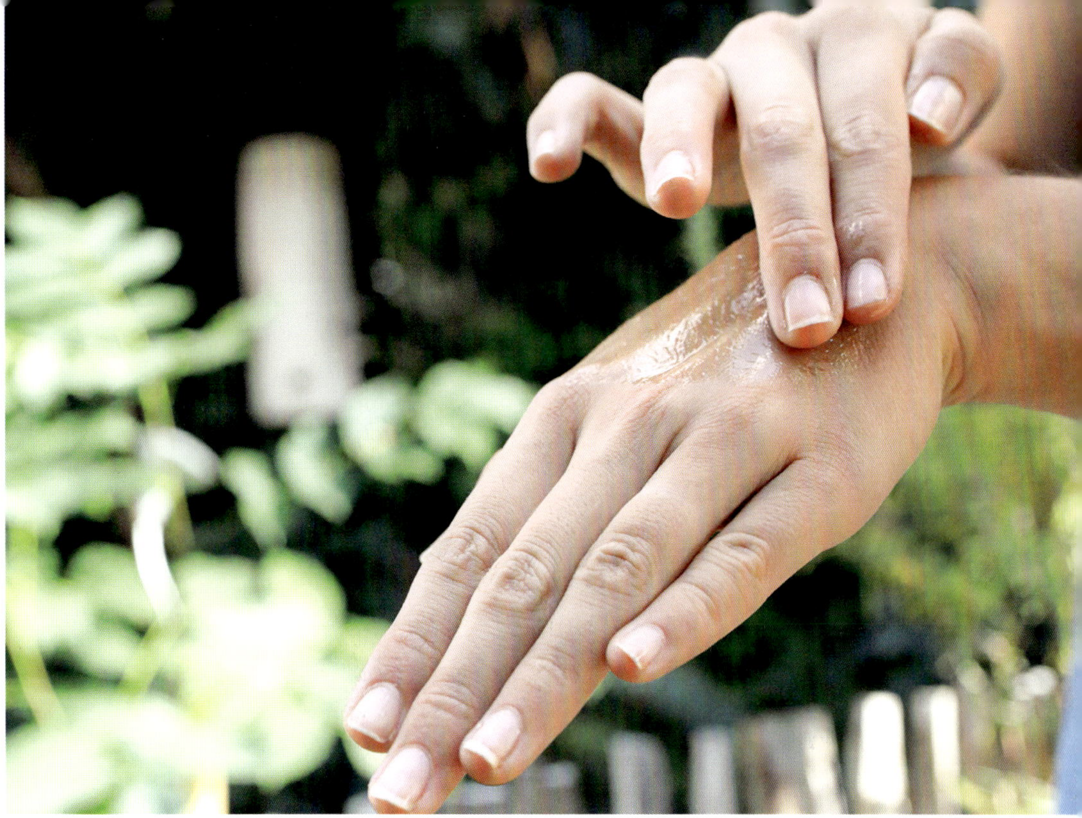

Eine gute Pflege hält die Haut gesund und macht sie widerstandsfähig.

Ausscheidungsfunktion

Verantwortlich hierfür sind die Schweiß- und Talgdrüsen der Haut. Die Schweißdrüsen dienen neben der Regulierung der konstanten Körpertemperatur auch der Ausscheidung einer Vielzahl von Schlacken und schädlichen Substanzen. Mit dem Schweiß ausgeschieden werden überflüssige Salze, dadurch entstehen die Schweißränder an unserer Kleidung, wenn wir stark schwitzen. Ausgeschieden werden auch Spuren von Harnsäure, Harnstoff und Ammoniak. Sie erinnern sich: Das sind Stoffwechselendprodukte, die beim Eiweißstoffwechsel entstehen und als sogenannte harnpflichtige Substanzen durch die Nieren mit dem Urin ausgeschieden werden (Seite 19). Innerhalb eines Tages verlieren wir etwa 1 l Flüssigkeit durch das Schwitzen.

Talg wird von speziellen Hautzellen gebildet und über den Haarbalg (auch Haarfollikel genannt) an die Oberfläche transportiert. Er dient dazu, unsere Haut mit einem schützenden Fettfilm zu versehen. Im Alter lässt die Talgproduktion nach und die Haut wird trockener. Sind die Ausgänge verstopft, dann kommt es zu Mitessern; setzen sich zusätzlich Bakterien darauf, entsteht eine Entzündung und es kommt zum Krankheitsbild der Akne. Die Geschlechtshormone haben einen Einfluss auf die Menge an Talg, die produziert wird, deswegen hat Akne häufig etwas mit hormonellem Durcheinander zu tun, zum Beispiel in der Pubertät oder bei Zyklusstörungen.

Heilpflanzen für die Haut

Dass Schönheit von innen kommt, ist hinlänglich bekannt; und im Zusammenhang mit Entgiftung sind damit nicht nur die inneren Werte gemeint. Gerade in der Pubertät zeigt uns die Haut für eine ungesunde Ernährung häufig die rote Karte und es ist immer wieder beeindruckend, wie einer Akne mit guter Gesichtspflege, Entgiftung und Ernährungsumstellung erfolgreich begegnet werden kann. In der Naturheilkunde gilt die Haut als „unedles Organ" – im Gegensatz zu den als „edel" bezeichneten inneren Organen. Das klingt drastisch und es war und ist in der Naturheilkunde immer noch üblich, innere Stoffwechselvorgänge durch „Ableiten" auf die Haut zu beeinflussen. Und erfahrene Naturheilkundler beziehen die Behandlung von Organen zugeordneten Hautabschnitten, sogenannten Dermatomen, in die Therapie mit ein. Leberflecken, Behaarungen, Einlagerungen und Veränderungen in der Hautfarbe oder -struktur sind hilfreiche Hinweise auf möglicherweise gestörte Vorgänge im Inneren. Und zur Entlastung oder Aktivierung dieser Organe werden Therapien auf der Haut durchgeführt; vom Schröpfen werden Sie vielleicht schon einmal gehört haben.

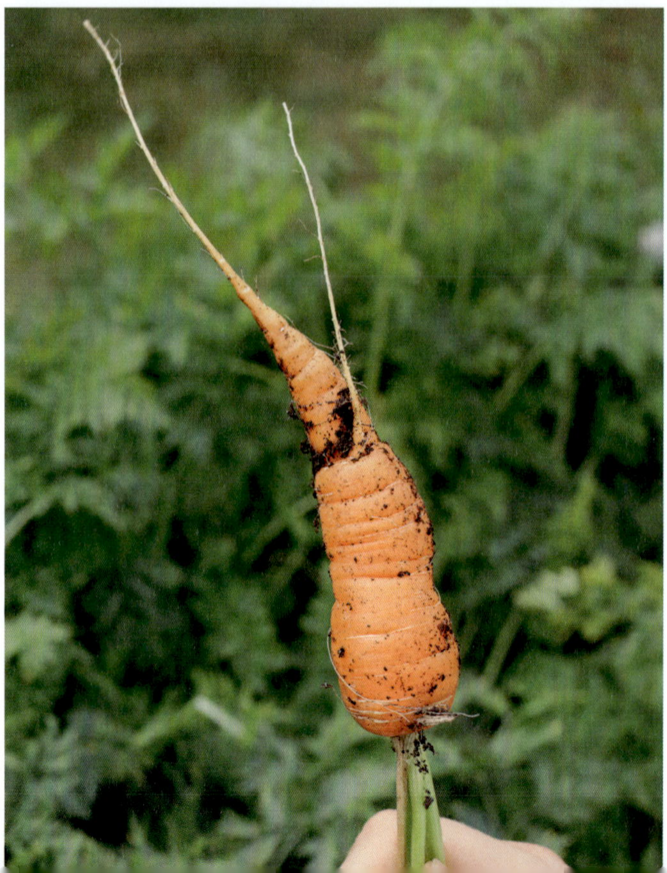

Eine Ernährung mit viel Obst und Gemüse schützt die Haut vor Umwelteinflüssen.

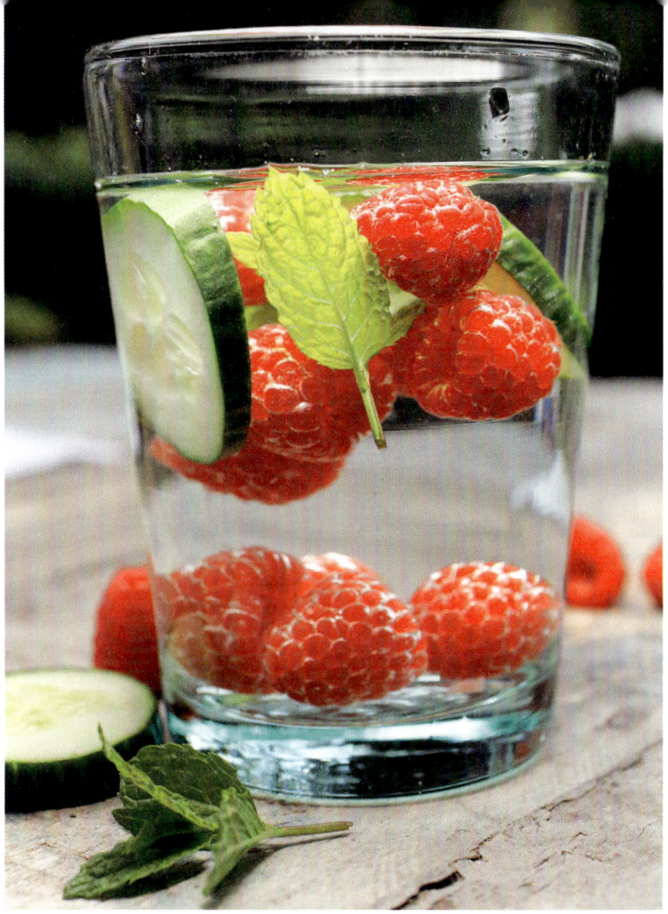

Ausreichendes Trinken ist eine wichtige Voraussetzung für gesunde Haut.

Die Haut spielt im Zusammenhang mit der Ausscheidung von Stoffwechselendprodukten zwar nicht so eine bedeutende Rolle wie Leber, Darm oder Nieren, und dennoch hat sie ihren Platz im großen Ganzen. Besonders deutlich wird dies, wenn die Nieren nicht mehr richtig arbeiten, dann nämlich übernimmt die Haut einen Teil der Ausscheidungsfunktion. Bei Menschen mit schweren Nierenerkrankungen kann der Schweiß dann nach Urin riechen.

Zur Entgiftung werden vor allem Heilpflanzen eingesetzt, die schweißtreibend wirken, dazu gehören die in der Pflanzenheilkunde Diaphoretika genannten Pflanzen: zum Beispiel Holunder, Linde und Ingwer. Außerdem gibt es einige altbewährte Heilpflanzen mit allgemein stoffwechselanregender Wirkung und Bezug zur Haut sowie hautreizende Pflanzen, die äußerlich eingesetzt die Hautdurchblutung und damit den lokalen Stoffwechsel anregen.

Bei Entgiftungskuren kann sich die Zusammensetzung des Schweißes verändern, da Giftstoffe mobilisiert und ausgeschieden werden. Das zeigt sich im veränderten Schweißgeruch oder im Aufflackern von Hauterscheinungen wie Pickeln oder Ekzemen. Nach Beendigung der Kur gehen diese Veränderungen wieder zurück.

HEILPFLANZEN ZUR ANREGUNG DER LOKALEN HAUTDURCHBLUTUNG

Wenn die Durchblutung der Haut angeregt wird, werden vermehrt Schlacken abtransportiert. Diesen Effekt nutzt man auch bei Massagen, wenn Milchsäure aus der Muskulatur entfernt werden soll. In der Pflanzenheilkunde werden hierfür hautreizende Pflanzen äußerlich eingesetzt: zum Beispiel Birke, Ingwer, Senf, Zitrone, Rosmarin, Wacholder (Rezepturen ab Seite 144).

Holunder

Sambucus nigra

Eine der ganz großen Pflanzen der Volksheilkunde ist der Holunder; in manchen Gegenden wird er botanisch falsch auch Flieder genannt, was immer wieder zu Verwirrung führt. Ähnlich wie die Brennnessel läuft er uns förmlich nach, an Haus und Hof auf dem Land findet er sich genauso wie in städtischen schattigen Hinterhöfen. Den Alten galt er als wichtige Schutzpflanze und es war bei Strafe verboten, ihn umzuhauen. Dem einfachen Volk diente er als Hausapotheke und man war sich sicher: Holunder tut Wunder.

Im späten Frühling laden uns die leuchtend weißen, sehr eigen duftenden Blüten zum Sammeln ein. Und wenn Sie nicht alle zu Hollerküchlein verarbeitet haben, dann trocknen Sie nebenbei ein paar Blüten. Nicht nur für Erkältungszeiten, sondern auch zur Entgiftung über die Haut ist das gut, denn Holunderblütentee regt die Schweißbildung an. Außerdem wirkt er leicht harntreibend und schleimlösend – wie praktisch.

Fertigarzneimittel:
Als Teedroge in der Apotheke: Sambuci flos (2 TL mit 1 Tasse kochendem Wasser übergießen, 7 Minuten bedeckt ziehen lassen, 3 Tassen täglich trinken), Sambucus nigra Urtinktur Ceres (3-mal täglich 3 Tropfen), DHU (3-mal täglich 10 Tropfen).

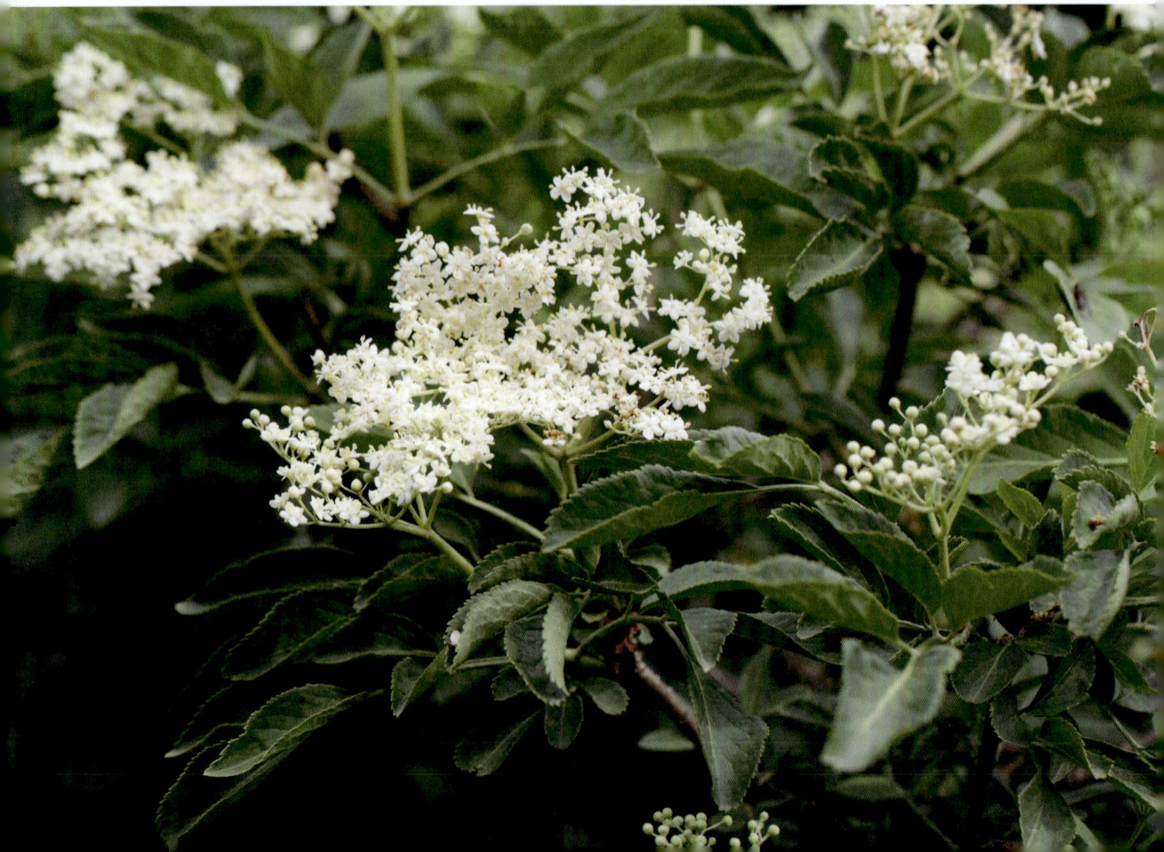

Linde

Tilia cordata, T. platyphyllos

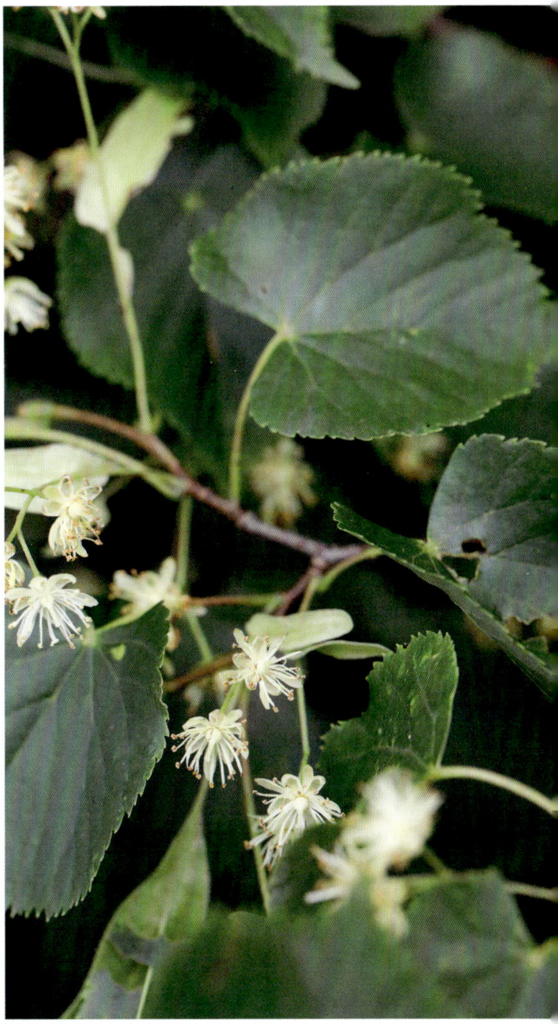

Vielleicht haben Sie schon einmal im Sommer unter einer blühenden Linde gestanden und sich an den vielen Insekten erfreut, die den Baum besuchen. Der Duft blühender Linden ist betörend, über weite Entfernungen zu riechen und hat viele Dichter inspiriert: „Am Brunnen vor dem Tore da steht ein Lindenbaum / Ich träumt in seinem Schatten so manchen süßen Traum / Ich schnitt in seine Rinde so manches liebe Wort / Es zog in Freud und Leide zu ihm mich immer fort / Zu ihm mich immer fort…“, heißt es in einem der bekanntesten deutschen Volkslieder.

Zahleiche Ortsnamen oder weibliche Vornamen tragen die Linde in sich – sie ist aus unserer Kulturgeschichte nicht wegzudenken. Im Gegensatz zur Eiche mit ihrem harten Holz und den festen Blättern, ist die Linde mit ihrem weichen Holz und den weichen und herzförmigen Blättern der Liebling des Volkes. Heiligenbildnisse und Altäre wurden aus Lindenholz geschnitzt und früher wurden unter der Dorflinde Ehen geschlossen und Feste gefeiert. Als Heilpflanze wird sie lange geschätzt und ist vor allem im Winter bei Erkältungen gefragt. Lindenblüten wirken schweißtreibend und schleimlösend.

Fertigarzneimittel:
Als Teedroge in der Apotheke: Tiliae flos (1 TL mit 1 Tasse kochendem Wasser übergießen, 7 Minuten bedeckt ziehen lassen, 3 Tassen täglich trinken).

Ingwer

Zingiber officinalis

Eigentlich ist er in den Tropen heimisch, doch erfreut er sich auch hier größter Beliebtheit – vor allem in der Kürbissuppe und im Erkältungstee. Mittlerweile ist er überall erhältlich, achten Sie beim Kauf jedoch auf Bioqualität, da er häufig mit Pestiziden behandelt wird. Wir nutzen für Entgiftungszwecke, dass er das Schwitzen und die Verdauungssäfte anregt, Schleim löst und die Leber vor Giften schützt.

KLASSIKER INGWERTEE

Sie können sich gut einen frischen Ingwertee zubereiten: ½ TL frischer ungeschälter Bio-Ingwer mit 1 Tasse heißem Wasser übergießen, 7 Minuten bedeckt ziehen lassen.

Fertigarzneimittel:
Als Teedroge in der Apotheke: Zingiberis rhizoma (½ TL mit 1 Tasse kochendem Wasser übergießen, 5 Minuten bedeckt ziehen lassen, 3 Tassen täglich trinken). Zingiber Urtinktur DHU (3-mal täglich 10 Tropfen).

Stiefmütterchen

Viola tricolor, V. arvensis

Es wächst nicht nur in Blumenkästen, sondern in wilder Form auf Wiesen und Äckern. Das Stiefmütterchen erfreut uns mit seiner Vielgestaltigkeit. Die kleinen schwarzen Striche auf buntem Blütengrund sind sogenannte Saftmale, die die Insekten anlocken und ihnen den Weg zum süßen Nektar zeigen. Im Gegensatz zur Zuchtform hat das wilde Stiefmütterchen viel kleinere Blüten und sehr viel Kraut. Achten Sie mal bei einem Spaziergang durch die Felder darauf, denn das weiß blühende Ackerstiefmütterchen (*Viola arvensis*, Foto) ist in den letzten Jahren wieder viel häufiger zu sehen.

In der Naturheilkunde wird das Stiefmütterchen innerlich und äußerlich bei Hauterkrankungen eingesetzt. Innerlich wirkt es leicht schweiß- und harntreibend, außerdem enthält es zahlreiche Antioxidanzien. Es empfiehlt sich besonders für die Behandlung von Ekzemen, bei denen zu Beginn der Therapie häufig mit einer Entgiftung begonnen wird. Kombiniert werden kann dies mit der äußerlichen Anwendung in Form von Waschungen und Auflagen, denn hier wirkt Stiefmütterchen cortisonähnlich entzündungshemmend und juckreizlindernd.

Fertigarzneimittel:
Als Teedroge in der Apotheke: Viola tricoloris herba (1 TL mit 1 Tasse kochendem Wasser übergießen, 5 Minuten bedeckt ziehen lassen, 3 Tassen täglich trinken). Viola tricolor Urtinktur Ceres (3-mal täglich 3 Tropfen), DHU (3-mal täglich 10 Tropfen).

Was können Sie noch tun, um die Haut zu unterstützen?

- Regelmäßige Saunagänge unterstützen die Entgiftungsfunktion über den Schweiß.
- Trockenbürsten und Wechselduschen: Kneippsche Anwendungen regen den Hautstoffwechsel an.
- Kleidung aus luftigen Stoffen und natürlichen Materialien unterstützen den Hautstoffwechsel und ermöglichen eine gute Verdunstung.
- Hautpflegeprodukte auf natürlicher Basis stärken die Haubarriere.
- PH-neutrale Waschlotionen erhalten den Säureschutzmantel der Haut.
- Schönheit kommt von innen! Tragen Sie mit einer gemüsebetonten Ernährung dazu bei, dass sich nicht zu viel Schlacken in der Haut einlagern. Verwenden Sie außerdem gute Pflanzenöle, die kaltgepresst und reich an ungesättigten Fettsäuren sind.

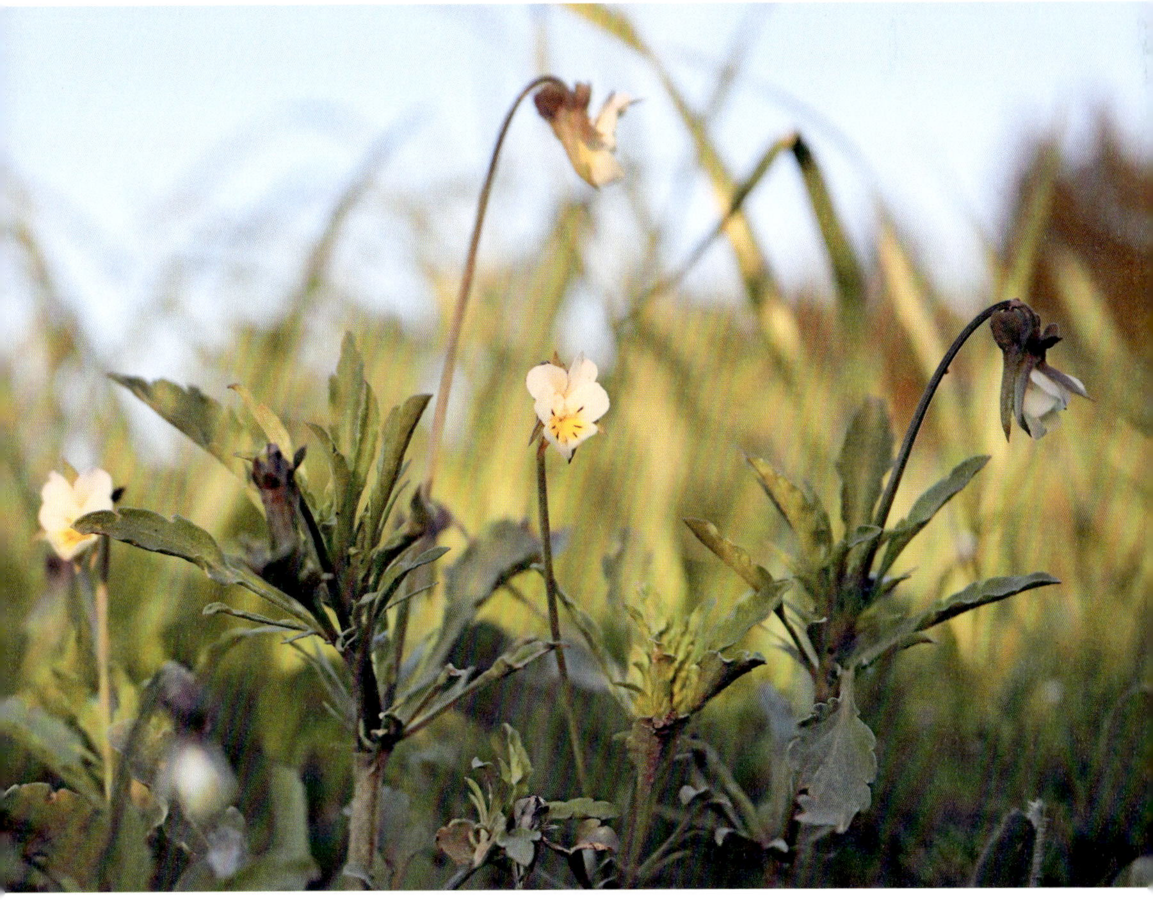

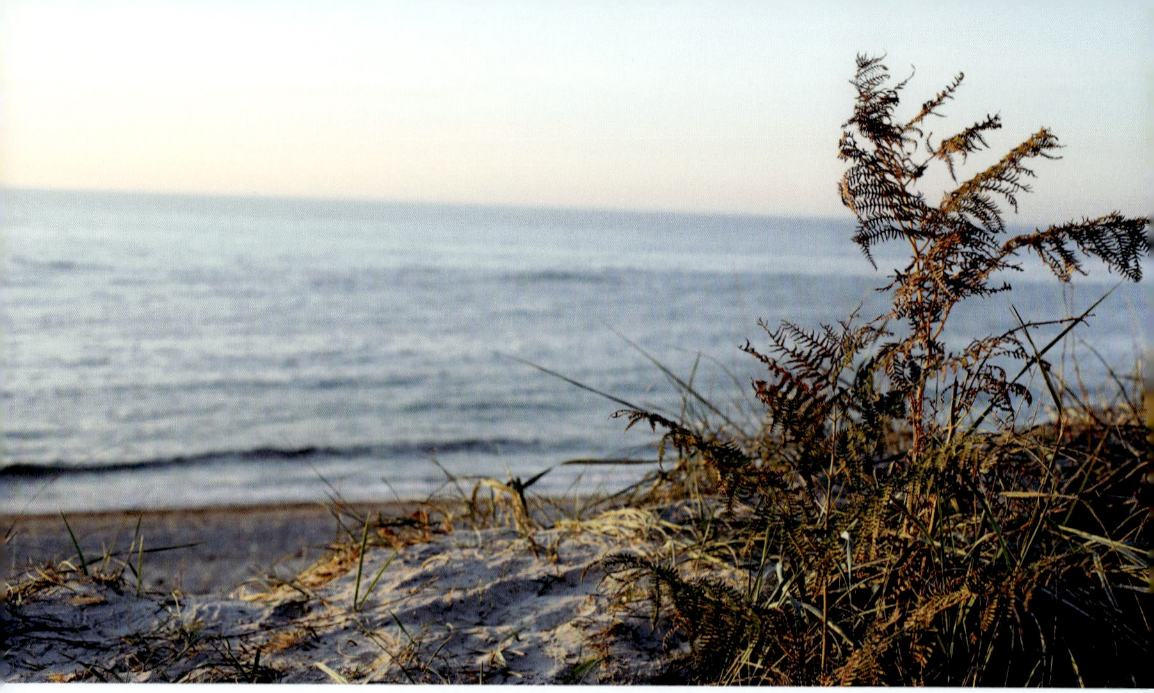

Die Lunge

Ohne es wirklich zu merken, atmen erwachsene gesunde Menschen in Ruhe etwa zwölf bis 16 Mal pro Minute – also etwa 20.000 Mal am Tag. Jedes Mal fließt dabei ungefähr ein halber Liter Luft durch die Atemwege in die Lunge und wieder heraus.

Unter den Entgiftungsorganen übernimmt die Lunge die wichtige Aufgabe, mit der Atemluft Säuren auszuscheiden. Zur Erhaltung des Säure-Basen-Gleichgewichtes spielt sie folglich eine wichtige Rolle.

Die Lunge liegt, zusammen mit dem Herzen und den großen Blutgefäßen, in der Brusthöhle. Sie ist ein paariges Organ mit zwei Lungenflügeln, die wiederum in Lungenlappen unterteilt sind. Der rechte Lungenflügel ist in drei Lappen unterteilt, der linke in zwei, damit noch Platz für das Herz ist. Im Aufbau ähnelt sie einem auf dem Kopf stehenden Baum: Von der Luftröhre gehen rechts und links zu den beiden Lungenflügeln zwei Äste ab, die Hauptbronchien. Diese verzweigen sich in immer kleiner werdende Äste, an deren Ende die Lungenbläschen (Alveolen) sitzen. Davon gibt es insgesamt etwa 300 Millionen. Falls Sie mal eine Lunge gesehen haben (zum Beispiel eine vom Tier beim Metzger), ist Ihnen vielleicht aufgefallen, dass das Gewebe wie ein Schwamm aussieht.

Die frische Brise lässt uns tief durchatmen.

Aufgaben der Lunge

Unser Atmungsorgan ist sehr leistungsstark: Täglich atmen wir etwa 12.000 l Luft ein, das entspricht der Menge von 75 gefüllten Badewannen. Gleichzeitig ist die Lunge sehr empfindlich: Sind die Lungenbläschen einmal beschädigt, können sie weder geheilt werden, noch wachsen sie nach. Die Arbeit kann auch nicht durch gesunde Lungenbläschen übernommen werden, sie kann dann einfach nicht mehr geleistet werden. Durch solche Schädigungen wird die Lungenfunktion eingeschränkt. Schaden nehmen Lungenbläschen durch Lungenkrankheiten, eingeatmete Schadstoffe, Abgase oder Zigarettenrauch.

Gasaustausch

In den Wänden der Lungenbläschen finden sich winzig kleine Haargefäße. Hier findet der Gasaustausch statt: Sauerstoff wird ins Blut aufgenommen und Kohlendioxid aus dem Blut an die Luft abgegeben und ausgeatmet. Kohlendioxid entsteht in den Zellen (zum Beispiel der Muskeln), wann immer der Körper arbeitet, aber auch durch den normalen Betrieb der Organe. Wird zu wenig Kohlendioxid abgeatmet, sammelt es sich im Blut an und wird zu Kohlensäure. Die dann einsetzende Übersäuerung des Blutes ist gefährlich und tritt vor allem bei krankheitsbedingter starker Einschränkung der Lungenfunktion auf.

Reinigung der eingeatmeten Luft

Luftröhre und Bronchien sind mit einer Schleimhaut ausgekleidet, die mit einem dichten Saum von beweglichen Flimmerhärchen besetzt ist. Sie sorgen dafür, dass kleine Staubpartikel oder andere Fremdkörper, die in die Luftröhre gelangen, wieder aus den Luftwegen Richtung Rachen abtransportiert werden. Dort werden sie entweder verschluckt oder abgehustet.

Heilpflanzen für die Lunge

Da die Hauptarbeit der Lunge in der Atmung besteht, können Heilpflanzen nur bedingt unterstützen. Und dennoch macht es Sinn, Pflanzen mit schleimlösender Wirkung zu verwenden. Hier habe ich Ihnen in den vorangegangenen Kapiteln bereits einige vorgestellt, wenn auch in einem anderen Zusammenhang.

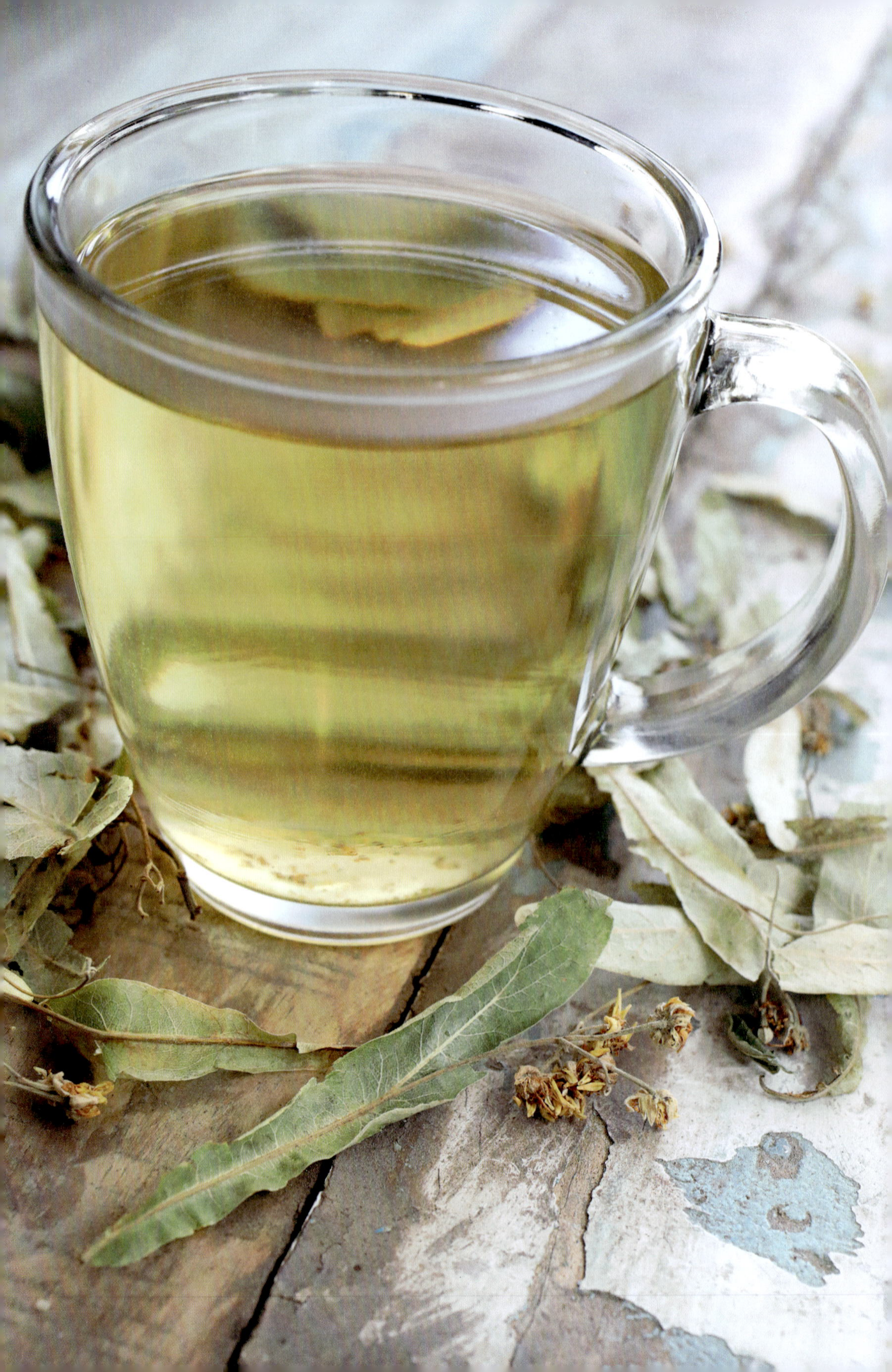

Lindenblütentee wirkt schleimlösend und lungenreinigend.

Von den bereits vorgestellten Heilpflanzen wirken schleimlösend:

- Bitterstoffdrogen (Seite 66)
- Scharfstoffdrogen: Gelbwurz, Ingwer (Seiten 63 und 67)
- Schweißtreibende Drogen (Diaphoretika): Linden- und Holunderblüten, Ingwer (ab Seite 100)
- Süßholz (Seite 64)
- Kapland-Pelargonie (Seite 53)

Was können Sie noch tun, um die Lunge zu unterstützen?

- Um die Lunge zu stärken, gehen Sie regelmäßig an die frische Luft und bewegen Sie sich: Wandern, Walken, Joggen und Radfahren sind gute Sportarten, die nicht nur die Beweglichkeit erhalten, sondern auch frische sauerstoffreiche Luft in die tiefen Lungenabschnitte bringen.
- Atemübungen im Yoga können in Kursen erlernt werden und lassen auch die kleinsten Verzweigungen Ihres „Lungenbaumes" tief durchatmen.
- Unverzichtbar für eine gesunde Lunge ist der Verzicht auf Rauchen und Passivrauchen.
- Antioxidanzien schützen die Lunge vor Schadstoffen aus der Luft: Essen Sie reichlich Obst und Gemüse, kombiniert mit Omega-3-reichen Ölen, frischen Kräutern und Vollkornprodukten.
- Ausreichendes Trinken trägt zur Produktion eines dünnflüssigeren Bronchialschleimes bei, so wird die Schleimhaut besser befeuchtet und der Selbstreinigungsmechanismus durch die Flimmerhärchen unterstützt.

Wann und wie entgiften

Entgiftung kann Bestandteil Ihres Alltags werden. Ich habe die besten Erfahrungen mit regelmäßigen Kuren gemacht und bin große Anhängerin von Frühjahrskuren. Vielleicht liebäugeln Sie aber auch mit einem festen wöchentlichen Entgiftungstag?

Hier möchte ich Ihnen Tipps geben, wie genau Sie entgiften können. Aus langjähriger Erfahrung weiß ich, dass weniger oft mehr ist: Es darf nicht zu kompliziert, muss leicht umsetzbar und trotzdem wirkungsvoll sein. Erfreulicherweise gibt es verschiedene bewährte Möglichkeiten.

Wann?

Aus vorchristlicher Zeit stammt die Tradition der Frühjahrskur. Mit der erwachenden Natur und den länger werdenden Tagen wird auch der Stoffwechsel wieder aktiver und die Natur bietet frische mineralien- und vitaminreiche Kräuter, die die Entgiftungsvorgänge unterstützen. Schon die Germanen bereiteten eine kräftigende Kräutersuppe zu Ostara, dem germanischen Frühlingsfest, zu, die bei uns heute als Gründonnerstagssuppe bekannt ist. Das Frühjahr ist also ein guter Zeitpunkt für Entschlackungskuren – für Frühjahrskuren. Nach der Christianisie-

Brennnessel und Löwenzahn sind die wichtigsten Pflanzen für eine Frühjahrskur.

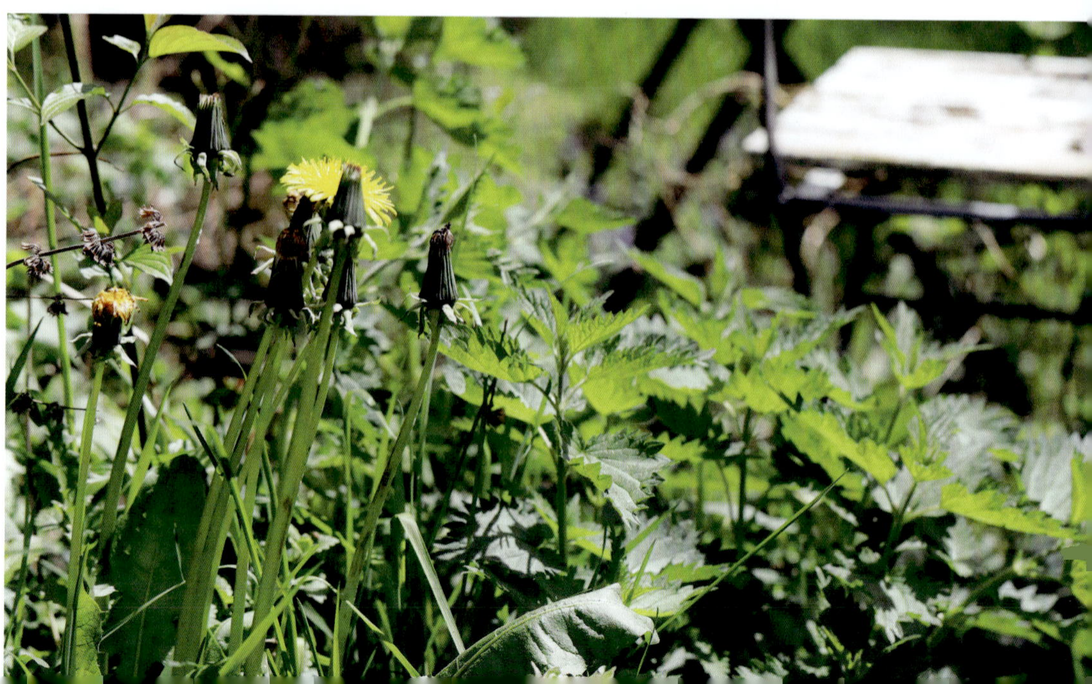

rung wurde der ganze Zeitraum von Aschermittwoch bis Karfreitag zur Fastenzeit. Fleisch war verboten, auch durften weder Eier noch Butter, Sahne, Milch oder Käse gegessen werden. Traditionell sollen Katholiken auch heute noch in der Fastenzeit an Aschermittwoch sowie an allen Freitagen kein Fleisch essen und an Aschermittwoch und Karfreitag ist nur eine Hauptmahlzeit erlaubt. Katholische Gläubige, die zwischen 14 und 60 Jahre alt sind und sich streng an die Fastenregeln halten, verzichten zusätzlich auf Alkohol, Süßigkeiten, Rauchen oder andere Genüsse. Dieser Brauch des freiwilligen Verzichtes wird auch von Nicht-Katholiken gepflegt, und in Zeiten ständiger digitaler Präsenz haben viele Menschen das Bedürfnis, auch diesen Bereich herunterzufahren.

Ein zweiter Zeitraum für Entschlackungskuren ist der Herbst, um das Immunsystem für den Winter zu stärken. Für Christen sind dies die 40 Tage vor Weihnachten, beginnend nach St. Martin (11.11.), in denen zur Vorbereitung auf das Geburtsfest Jesu Verzicht geübt wird.

Ich empfehle, jährlich eine Frühjahrskur durchzuführen. Für mich passt das einfach in die Jahreszeit und es ist mir selbst schon lange zu einem liebgewonnenen Ritual geworden.

Selbstverständlich kann das ganze Jahr hindurch eine Entschlackungskur durchgeführt werden und in meiner Praxis leite ich damit sehr häufig die Behandlung chronischer Erkrankungen ein. Entscheiden Sie einfach, wann es für Sie passt.

Wann nicht?

Jeder kann eine Entschlackungskur machen. Ich rate jedoch bei Schwäche davon ab, da sie für unseren Organismus anstrengend ist und viel Energie verbraucht. Das gilt auch für Schwangere und Stillende, da viele Giftstoffe mobilisiert werden, und bei Untergewicht oder akutem Krankheitsgeschehen.

Wie lange?

Bevor wir zur Art und Weise der Entschlackungskur kommen, ist es wichtig, einen Zeitrahmen abzustecken. Traditionell wird eine solche Kur über einen Zeitraum von 4–6 Wochen durchgeführt, die 40 Tage der christlichen Fastenzeiten sind eine gute Orientierung. Die Länge hat sich bewährt, um die Tätigkeit der Ausscheidungsorgane zu trainieren und die nach und nach aus dem Gewebe gelösten und im Blut anfallenden Schlacken gut auszuscheiden. Dieser Vorgang ist schwer vorstellbar, aber durch Blutuntersuchungen im Labor zu überprüfen, zum Beispiel durch ein Ansteigen des Harnsäurewertes während einer Entschlackungskur.

Wie?

Viele Wege führen nach Rom und es gibt verschiedene Möglichkeiten zu entgiften. Für welche Sie sich am Ende entscheiden, spielt dabei keine Rolle, wichtig ist einzig, dass Sie dabei gründlich vorgehen und die Kur ausreichend lang durchführen. Es sollen bei einer Entschlackungskur alle Ausscheidungsorgane angesprochen werden. Kombinieren Sie auch gerne verschiedene Anwendungen: Tinkturen und Tees, Tees und Pflanzenfrischsäfte etc.

Begleitend zur eigentlichen Kur achten Sie bitte darauf, ausreichend zu trinken und sich genügend zu bewegen. Von der Ernährung her könnten Sie, wenn Sie sich auskennen, Wildkräuter in den Speiseplan aufnehmen (Buchtipps dazu finden Sie im Service auf Seite 153). Versuchen Sie, Nikotin, Zucker und Süßigkeiten sowie Alkohol zu reduzieren und sich möglichst viel an der frischen Luft aufzuhalten.

Die Kur lässt sich auch problemlos mit Ihrem möglicherweise sowieso schon sehr anstrengenden und durchgetakteten Alltag verbinden; Rückschläge gehören aber genauso dazu wie Erfolge. Mir ist wichtig, Ihnen einfach durchzuführende Angebote zu machen. Ich gebe Ihnen im Folgenden einen Überblick über die verschiedenen Möglichkeiten für Entschlackungskuren, im Rezeptteil ab Seite 126 finden Sie dann weitergehende, handfeste Tipps.

VOR ODER NACH DEM ESSEN?

Für alle Zubereitungen gilt, dass die Einnahme vor dem Essen am günstigsten ist, weil die Wirkstoffe dann besser aufgenommen werden, als wenn sie mit dem Speisebrei im Magen vermischt werden. Hierfür wäre sogar ein Abstand von 30 Minuten bis zur Mahlzeit günstig, aber schauen Sie, wie es sich einrichten lässt. Nach dem Essen ist der Körper erst einmal mit der Verdauung beschäftigt. Wenn Sie die Einnahme vor dem Essen einmal vergessen oder Ihr Magen rebelliert, dann nehmen Sie die Zubereitung nach dem Essen ein. Das ist besser, als die Einnahme ausfallen zu lassen.

Womit?

Entscheiden Sie, was Sie anspricht und in Ihren Alltag passt. Sie haben die Auswahl zwischen Tees, Pflanzenfrischsäften und Tinkturen – ausführlich gehe ich auf diese Varianten ab Seite 126 ein. Smoothies können die Kur sinnvoll begleiten.

Einige Heilpflanzen gibt es auch in Form von Fertigarzneimitteln, diese kommen bei mir in der Praxis häufig zum Einsatz. Gerade für sehr beschäftigte Menschen ist es dann einfacher, eine Entgiftungskur durchzuführen. Außerdem gibt es einige richtiggehende Klassiker und viele sehr gute Kombinationen, die sich bewährt haben. Diese habe ich im jeweiligen Abschnitt zu den Organen (ab Seite 42) vorgestellt.

Ganz unkompliziert und wirksam ist der Brennnesseltee, gerne auch frisch aus dem Garten.

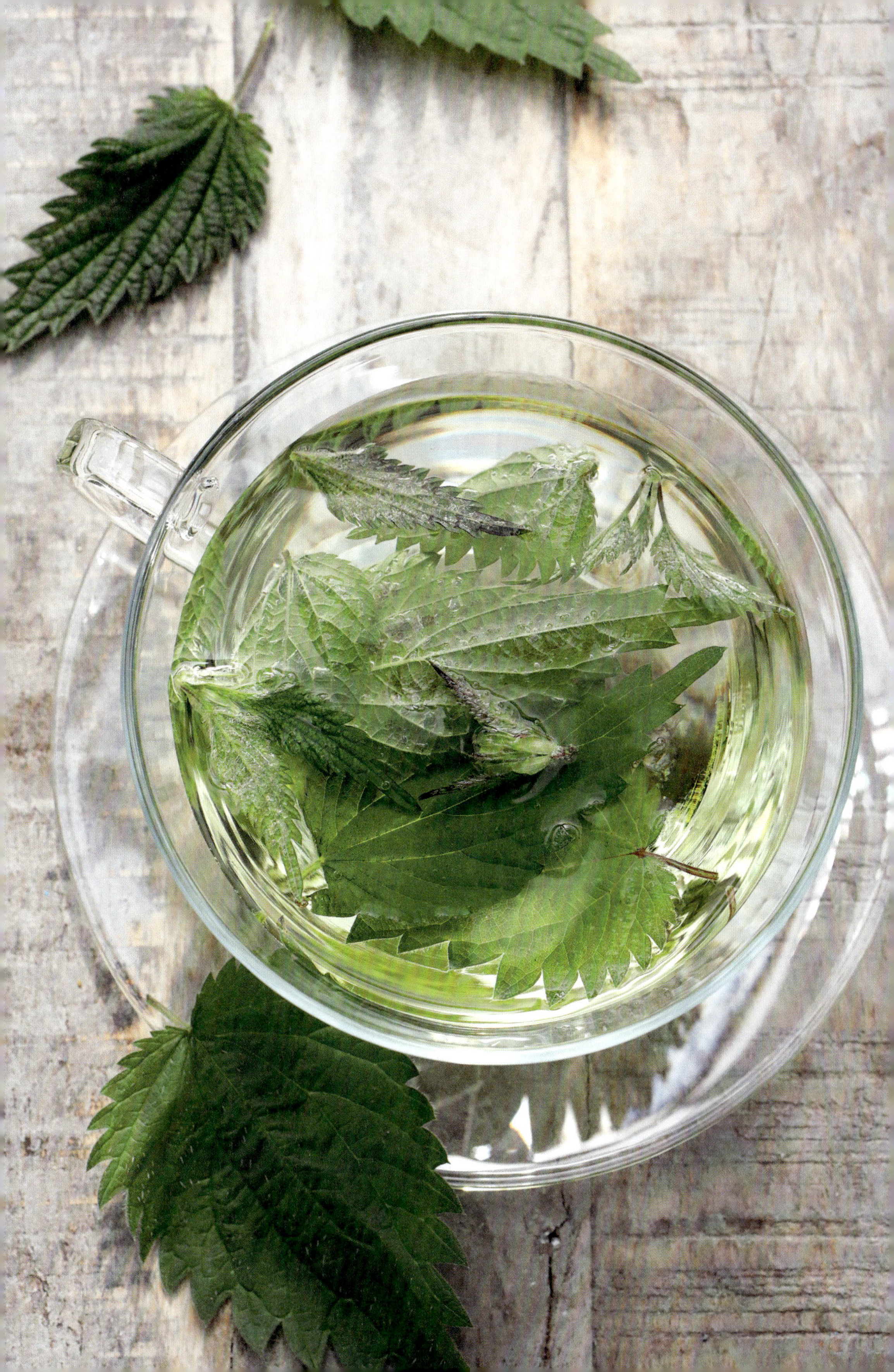

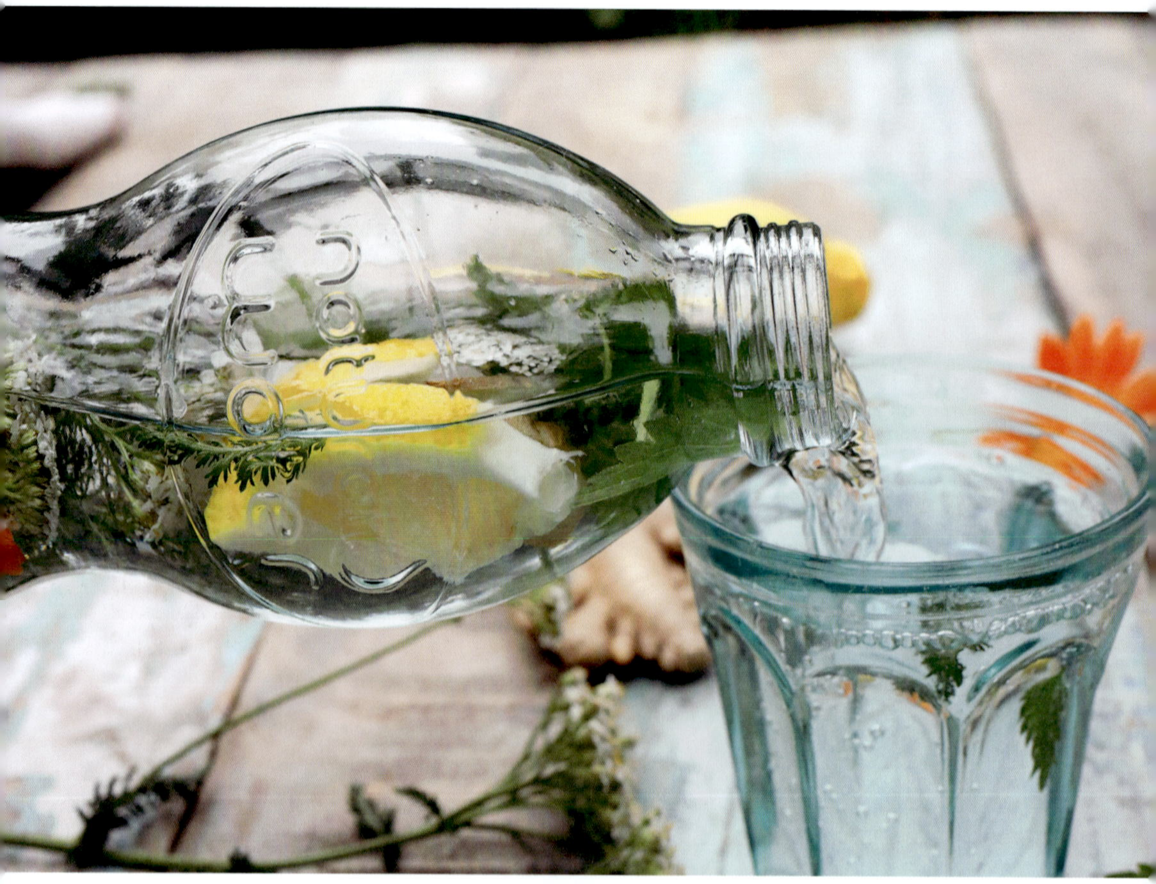

Reichern Sie Ihr Wasser mit verschiedenen Kräutern an: 1 Stunde ziehen lassen, abgießen, fertig!

Welche Reaktionen können auftreten?

Sinn der Entschlackungskur ist es, Schlacken zu lösen und auszuscheiden. Dieser Vorgang kann sich in verschiedenen Äußerungen zeigen:

- Die Urinmenge steigt und der Urin kann anders riechen.
- Sie haben möglicherweise häufiger Stuhlgang und der Stuhl wird weicher, breiig oder verändert die Farbe.
- Der Schweißgeruch kann sich verändern.
- Die Zunge kann belegt sein, und eventuell haben Sie Mundgeruch.
- Vielleicht fühlen Sie sich etwas matt oder müde.
- Es kann zu muskelkaterähnlichen Erscheinungen und Kopfweh kommen.
- Sie könnten ein leichtes Frösteln verspüren, kalte Hände und Füße bekommen.
- Sollten Sie zu Pickeln neigen, dann treten eventuell mehr davon auf, auch Ekzeme können aufblühen.

Diese Erscheinungen sind normal und meist nicht die ganze Zeit da, sie verschwinden nach Ende der Kur wieder. Oft hilft es, mehr Wasser zu trinken und auf seine körperlichen Bedürfnisse zu hören – nehmen Sie sich auch mal eine Auszeit! Diese Reaktionen müssen auch nicht zwingend auftreten. Viele Menschen berichten im Gegenteil sogar über eine schönere Haut und die meisten über eine Energiesteigerung!

Was können Sie noch tun, um die Entgiftung zu unterstützen?

- Reduzieren Sie Ihren Fleischkonsum oder verzichten Sie ganz darauf und erhöhen Sie den Gemüseanteil in Ihrer Ernährung. Essen Sie viel Obst und frische Kräuter.
- Steigen Sie am besten dauerhaft auf biologisch erzeugte Lebensmittel um.
- Reduzieren Sie Tabak und Alkohol.
- Achten Sie auf eine ausreichende Trinkmenge (1,5–2 l Wasser täglich).
- Nehmen Sie sich Zeit zur Entspannung.
- Gehen Sie täglich an die frische Luft und möglichst oft in die Natur.
- Wenn Sie mögen, gehen Sie einmal wöchentlich in die Sauna.

Pflanzenfrischsäfte

Diese Pflanzenzubereitung geht auf Sebastian Kneipp zurück, der große Heilerfolge mit seinen Presssäften erzielte. In dieser Tradition stehen auch die von der Firma Schoenenberger hergestellten Heilpflanzensäfte.

Anders als bei anderen Verfahren der Gewinnung von Arzneien aus Pflanzen, wird beim Pflanzenfrischsaft in den natürlichen Zustand der Pflanze minimal eingegriffen. Es wird nicht erst die Pflanze getrocknet, der Wirkstoff extrahiert und dann weiterverarbeitet, sondern die ganze Pflanze wird, vorbereitet durch Häckseln und Dampf, lediglich gepresst. So bleibt das gesamte Spektrum der Wirkstoffe, Mineralien, Spurenelemente, Vitamine und auch deren natürliches Verhältnis zueinander erhalten und nicht zu vergessen, auch das Chlorophyll (Seite 116) ist enthalten. Dadurch sind die Säfte alle gut verträglich und aufgrund der flüssigen Darreichung kann der Körper die Inhaltsstoffe leicht aufnehmen.

Durch kurzes Erhitzen erhalten die Pflanzensäfte eine Haltbarkeit von 3–5 Jahren. Der Saft wird ohne jede Zugabe von Zucker, Alkohol oder anderen Konservierungsmitteln direkt abgefüllt. Mittlerweile gibt es nur Schoenenberger und keine weiteren Anbieter mehr für Pflanzenfrischsäfte.

DOSIERUNG

Die übliche Dosierung ist: morgens, mittags und abends je 10 ml oder morgens und abends je 15 ml Pflanzenfrischsaft. Diese Menge wird im Verhältnis 1:5 mit Wasser, Buttermilch oder Fruchtsaft verdünnt. Die Verdünnung mit Buttermilch geht auf Kneipp zurück, hier ergibt sich durch die Milchsäurebakterien eine gute Zusatzwirkung auf die Darmbakterien. Wenn Sie Fruchtsaft zur Verdünnung verwenden, dann bitte guten Bio-Direktsaft.

Pflanzensäfte selber machen

Falls Sie Lust haben, Heilpflanzensäfte selber herzustellen, gibt es verschiedene Möglichkeiten:

- Sie pürieren die frisch gesammelten Pflanzenteile mit der gleichen Menge Wasser; hierfür können Sie einen hochtourigen Mixer oder Pürierstab verwenden. Pressen Sie den Saft dann kräftig durch ein Tuch ab.
- Oder Sie beschaffen sich einen Entsafter für kaltes Pressen, der funktioniert dann wie ein Fleischwolf und bietet ein sehr schonendes Verfahren. Achten Sie bei der Produktbeschreibung darauf, dass man damit Weizengras pressen kann – auch wenn Sie damit Brennnessel und Co. pressen. Bezugsadressen finden Sie auf Seite 154.
- Haltbarkeit: Diese Säfte sind nicht haltbar, stellen Sie sie immer wieder frisch her und trinken Sie sie direkt. Durch die Zerkleinerung reagieren die Wirkstoffe mit Sauerstoff und werden schnell unbrauchbar.

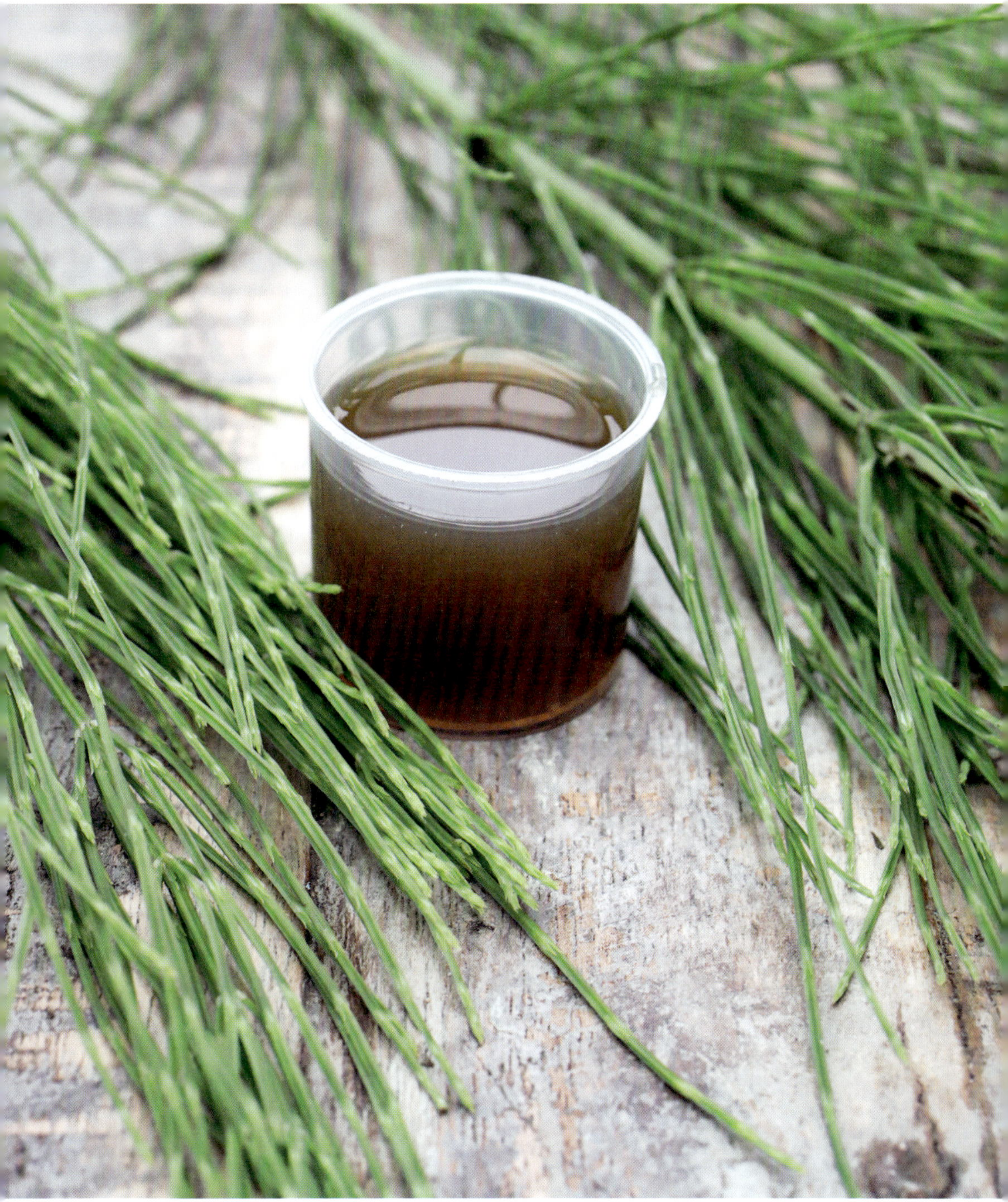

Der Ackerschachtelhalm-Heilpflanzensaft enthält reichlich Kieselsäure.

CHLOROPHYLL – DAS GRÜNE BLUT

In der Tradition von Entgiftungskuren stehen Kuren mit Pflanzenfrischsäften traditionell ganz weit oben. Und der seit Jahren anhaltende Smoothie-Boom bestätigt die gesunde Wirkung von rohen, gepressten Kräutern. Womit hängt das zusammen?

Eine Sonderrolle unter den Pflanzenwirkstoffen nimmt das Chlorophyll ein. Es gibt der Natur die grüne Farbe und spielt im Stoffwechsel von Pflanzen die Hauptrolle. Chemisch gesehen ist Chlorophyll mit dem roten Blutfarbstoff Hämin verwandt. Die Verwandtschaft ist so groß, dass man sie fast als Zwillinge bezeichnen könnte. Vom chemischen Aufbau her ähneln sich beide Farbstoffe enorm: Beide bestehen aus einem Porphyrin-Ring, in dessen Zentrum beim Chlorophyll ein Magnesium-Atom sitzt, beim Hämin ein Eisen-Atom. Der Chemiker Richard Willstätter erkannte bereits 1913, dass Chlorophyll fähig ist, mithilfe des darin gespeicherten Sonnenlichtes aus toter Materie lebende Substanz aufzubauen. Für seine Arbeit der Analyse des Chlorophyll-Molekülaufbaus erhielt er 1915 den Nobelpreis. Diese in den Pflanzen gespeicherte und äußerst wertvolle Lichtenergie, die Biophotonen, unterstützen den Körper in vielen lebenserhaltenden Vorgän-

Vom Boden bis zum Baumdach: Das Blattgrün spendet Schatten und Sauerstoff.

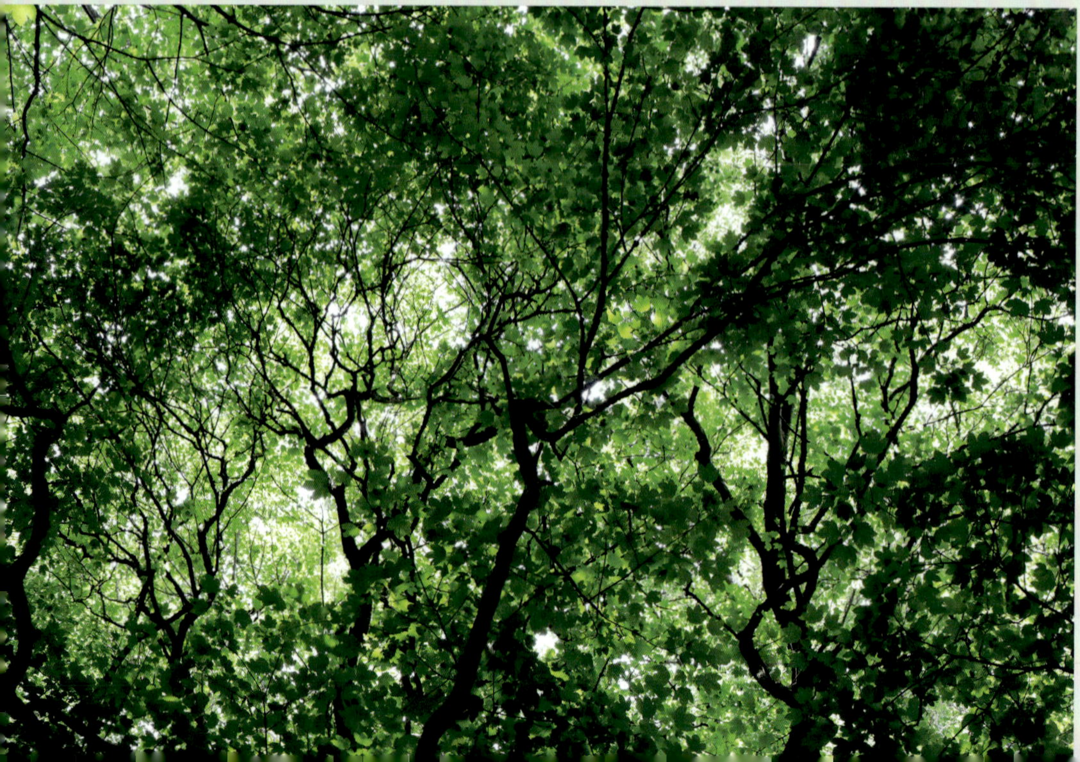

gen. Sie übertragen hochwertige Lichtenergien aus dem Kosmos in die Zellen und Gewebe des Körpers und fördern nachhaltig die Zellatmung und den Zellstoffwechsel. Chlorophyll unterstützt auch maßgeblich die Funktion des Gehirns, das Nerven-, Hormon- und Zellsystem. Aufgrund der nahen Verwandtschaft zwischen Chlorophyll und Hämin vermuteten schon viele Naturwissenschaftler, dass Chlorophyll das blutbildende Element der Natur für alle Pflanzenesser und Menschen ist.

Untersuchungen haben gezeigt, dass Chlorophyll aus Lebensmitteln oder auch Chlorophyllextrakt einen positiven Effekt auf die Bildung von roten Blutkörperchen im Knochenmark hat. Schon im Jahre 1936 entdeckte Dr. Arthur Patek, dass grüne Lebensmittel in Kombination mit Eisen bei Patienten mit Eisenmangel die Anzahl der roten Blutkörperchen und die Menge des Hämoglobins (roter Blutfarbstoff) viel schneller ansteigen ließen, als das Eisenpräparate allein bewerkstelligen konnten. Zur Wirkung trägt auch die antioxidative Wirkung bei, die unsere gesunden Zellen vor schädlichen Einflüssen schützt, und nicht zuletzt wirkt Chlorophyll in der äußerlichen Anwendung wundheilungsfördernd.

CHLOROPHYLL UND ENTGIFTUNG

Chlorophyll enthält wie beschrieben in seinem Porphyrin-Ring Magnesium. Dieses kann gegen andere, schwerere Metalle ausgetauscht werden – diesen Vorgang nennt man Chelation. Chlorophyllreiche Pflanzen werden in der Umweltmedizin daher als sogenannte Chelate zur Ausleitung von Schwermetallen eingesetzt (mehr dazu auf Seite 148). Außerdem können sie zur Ausleitung von Umweltgiften wie zum Beispiel Pestiziden, aber auch von Aflatoxinen (Schimmelpilzgiften) beitragen.

Zu den chlorophyllreichsten einheimischen Pflanzen zählt die Brennnessel, reichlich Chlorophyll haben auch Giersch, Löwenzahn, Bärlauch und Petersilie. Einheimisch sind auch Weizen, Dinkel, Gerste und Roggen, aus deren jungen Gräsern chlorophyllreiche Säfte hergestellt werden können.

Wenn wir den Blick weiter schweifen lassen, dann stoßen wir auf Algen: Hier ist die Chlorella-Alge an erster Stelle zu nennen, sie gilt als chlorophyllreichste Pflanze überhaupt. Auch Spirulina- und Afa-Algen enthalten viel Chlorophyll, ebenso der in Westafrika heimische Moringa-Baum.

Der höchste Chlorophyll-Gehalt findet sich in frischen Pflanzen, weshalb sich die Verwendung als Rohkost, in Smoothies und Pflanzenfrischsäften empfiehlt. Aber auch beim sorgfältigen Trocknen (Seite 123), erkennbar an tiefgrünen Blättern, bleibt der Gehalt hoch. Deswegen gibt es chlorophyllreiche Pflanzen häufig als Pulver, entweder lose, in Kapseln abgefüllt oder als Presslinge. Möchten Sie das Chlorophyll beim Kochen erhalten, dann blanchieren Sie das Gemüse nur kurz und schrecken es anschließend in Eiswasser ab.

CHLOROPHYLLREICHE GEMÜSE UND KRÄUTER

- Grundsätzlich gilt: Je grüner ein Gemüse, desto chlorophyllreicher ist es.
- Brennnessel
- Blattgemüse wie Spinat, Mangold, Guter Heinrich (wilder Spinat)
- Salate
- Grünkohl, Broccoli, Rosenkohl
- Erbsen, Gurken
- Wildkräuter wie Bärlauch, wilder Schnittlauch, Sauerampfer, Giersch, wilde Rauke (Rucola)

Tees

Lange Zeit wurde das Trinken von Kräutertees nicht so ganz ernst genommen, dabei ist es neben dem Verzehr von Pflanzen die natürlichste und unverfälschteste Form, Heilpflanzen einzunehmen. Und das ohne Farb-, Zusatz-, Konservierungs- und Füllstoffe.

Tees bestehen meistens aus der Mischung verschiedener Heilpflanzen, so können Sie mit einer Teemischung verschiedene Ausscheidungsorgane anregen. Tees lassen sich gut mit anderen Anwendungen kombinieren. Anregungen dazu finden Sie im Rezeptteil ab Seite 130.

Die meisten der für uns wertvollen Wirkstoffe in Heilpflanzen sind mehr oder weniger gut wasserlöslich. Allerdings gibt es auch Einschränkungen. Manche Inhaltsstoffe lösen sich besser in Alkohol und weniger gut in Wasser, wie beispielsweise die ätherischen Öle. Andere hilfreiche Stoffe sind hitzeempfindlich und müssen mit kaltem Wasser aus den Pflanzen gelöst werden, wie manche Schleimstoffe. Insgesamt jedoch stellen Tees in jedem Fall eine vollwertige, pharmakologisch wirksame Zubereitung dar. Wenn Sie Ihren Tee zu Heilzwecken optimal zubereiten möchten, ist es gut, ein paar Dinge zu beachten.

Die Qualität der Zutaten

Neben der Teezubereitung, die je nach verwendetem Pflanzenteil oder zu gewinnendem Wirkstoff unterschiedlich ist, setzt ein Heiltee eine gute Qualität der arzneilich verwendeten Pflanzen voraus. Hierbei kommt es auf den korrekten Erntezeitpunkt und das richtige Trocknen und Lagern an (mehr dazu auf Seite 123).

Haben Sie einmal keine geeignete Teepflanze im Garten oder in der Sie umgebenden Natur oder ist Ihnen im Winter der Vorrat ausgegangen, dann achten Sie auch beim Kauf auf Qualität: Richtige Arzneitees gibt es nur in Apotheken und Drogerien. Nur diese haben den nach dem Arzneibuch vorgeschriebenen Wirkstoffgehalt. Kräutertees aus dem Discounter sind zwar nicht schädlich, müssen aber nicht unbedingt heilkräftig sein. Hier gilt das Lebensmittelrecht, nicht das Arzneimittelgesetz. Lesen Sie daher vorher immer auf der Verpackung nach, um welche Art Tee es sich handelt, der Arzneitee ist immer eindeutig als solcher bezeichnet.

Selbstverständlich können Sie auch Arzneitees „einfach nur so" trinken. Sie sollten dabei nur bedenken, dass Ihnen Ihr Lieblings-Pfefferminztee, den Sie täglich trinken, dann bei einem verdorbenen Magen möglicherweise nicht so gut hilft. Ihr Körper hat sich an die Pfefferminze gewöhnt und nimmt den Tee dann nicht als Heilmittel war. Das klingt kompliziert, aber die Heilpflanzenkunde arbeitet mit therapeutischen Reizen, die immer wieder gesetzt werden, um den Körper zur Selbstheilung anzuregen. Zum Beispiel wird ein Melissentee bei nervös bedingten Verdauungsbeschwerden 3-mal täglich, immer frisch zubereitet, über 4–6 Wochen getrunken und entfaltet erst in diesem Zeitraum seine stabilisierende Wirkung. Aber immer mal wieder einen Pfefferminz- oder Melissentee trinken, das ist kein Problem und natürlich gesund und lecker.

DOSIERUNG

Für die meisten Tees gilt: 1 TL Kräuter mit einer Tasse kochendem Wasser übergießen und 5–10 Minuten bedeckt ziehen lassen. Davon werden 3 Tassen täglich über 4–6 Wochen getrunken. Der Tee wird immer frisch zubereitet.

Die korrekte Zubereitung

Je nach Wirkstoff werden Heilpflanzentees unterschiedlich zubereitet. Manche Wirkstoffe lösen sich sehr schnell und sind flüchtig (ätherische Öle), andere brauchen etwas Zeit, um sich zu lösen (Gerbstoffe, Flavonoide). Das führt dazu, dass Tees häufig unterschiedlich lang ziehen müssen. Gewöhnen Sie sich an, den Tee immer abzudecken, da sich die ätherischen Öle sonst verflüchtigen. Dann riecht es zwar gut im Zimmer, aber im Tee ist nicht mehr sehr viel enthalten.

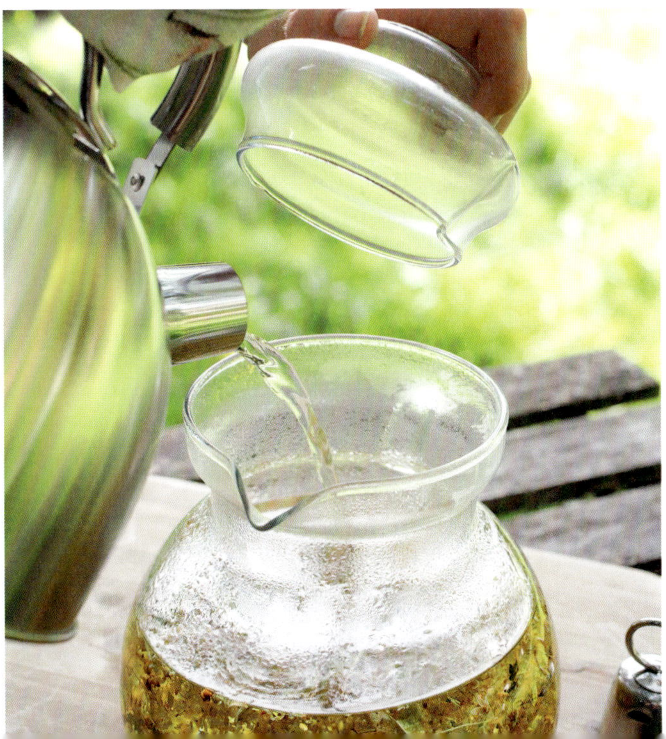

Bereiten Sie Heilpflanzentees immer portionsweise frisch zu, damit die Wirkstoffe erhalten bleiben.

Tinkturen

Tinkturen bieten einige Vorteile: Sie sind ein gutes Lösungsmittel für die meisten Pflanzenwirkstoffe, sind lange haltbar und man kann sie problemlos mitnehmen. Der Name kommt übrigens von lateinisch **tingere**, *was mit „befeuchten, eintauchen, färben" übersetzt wird.*

Tinkturen sind alkoholische Auszüge aus Heilpflanzen. Da die meisten Wirkstoffe alkohollöslich sind, bieten sich Tinkturen als Heilpflanzenzubereitung an. Ein Vorteil gegenüber Tees ist, dass Sie Tinkturen auch problemlos dorthin mitnehmen können, wo das Teekochen schwierig ist, zum Beispiel bei der Arbeit, in der Uni oder Schule.

In der Pflanzenheilkunde unterscheidet man Tinkturen von Urtinkturen. Letztere sind die Basis für die Herstellung homöopathischer Arzneimittel und werden nach den Vorschriften des HAB (Homöopathisches Arzneibuch) hergestellt. Für Urtinkturen werden frische Heilpflanzen zu gleichen Teilen mit hochprozentigem Alkohol vermischt, die Konzentration der Wirkstoffe in der Tinktur ist dadurch sehr hoch und die Dosierung entsprechend niedrig, als Faustregel gilt: 3-mal täglich 10 Tropfen, manche Hersteller wie Ceres empfehlen nur 3 Tropfen als Einzeldosis.

Die meisten Pflanzenwirkstoffe lassen sich gut in Alkohol ausziehen, das macht Tinkturen hochwertig.

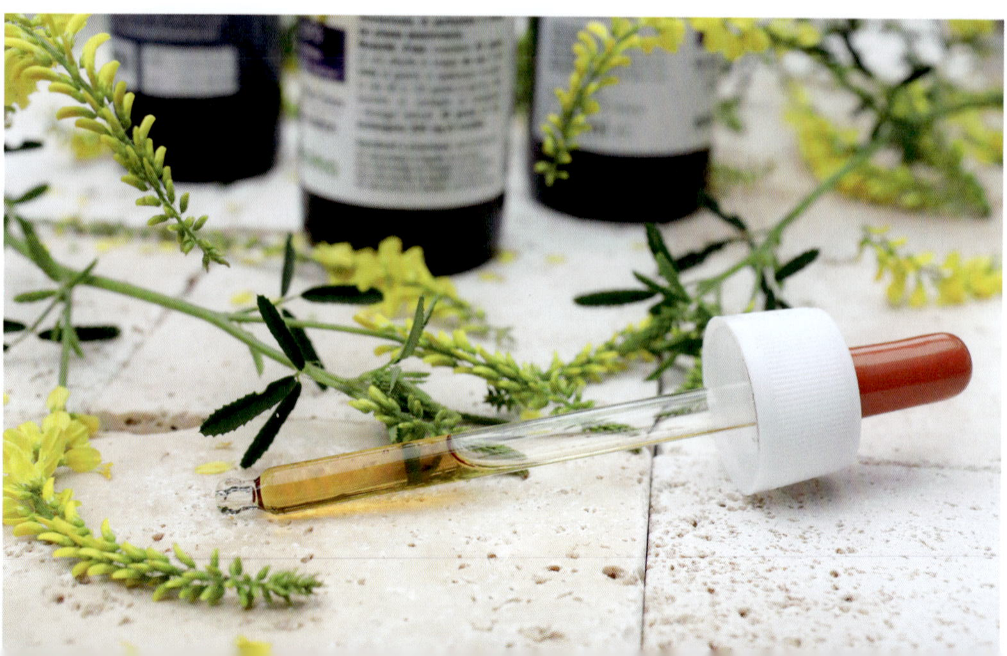

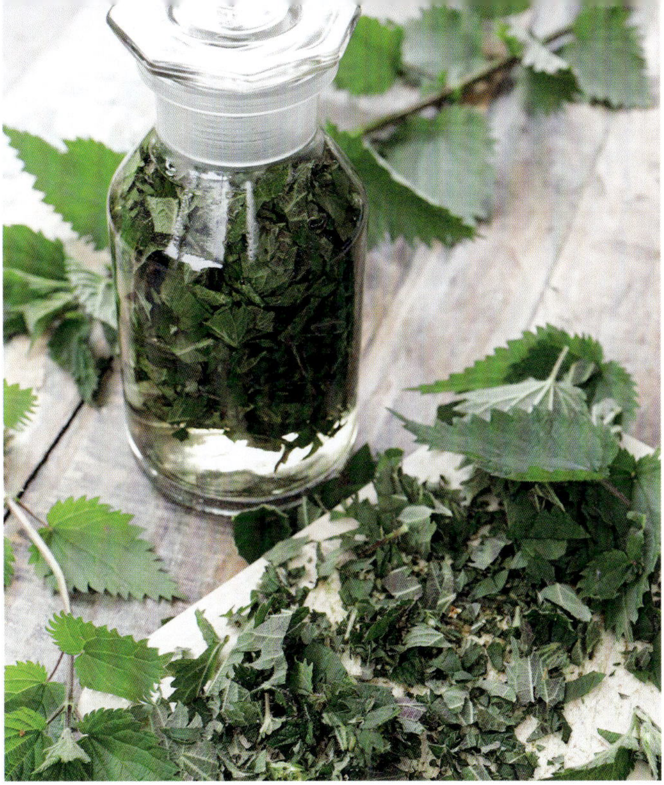

Tinkturen lassen sich mit frischen und getrockneten Heilpflanzen herstellen.

Einfache Tinkturen werden nach dem DAB (Deutsches Arzneibuch) beziehungsweise dem Europäischen Arzneibuch hergestellt. Diese schreiben für die meisten Tinkturen ein Mischungsverhältnis von 1 Teil Droge (getrockneter Heilpflanzenteil) zu 5 Teilen Alkohol vor. Je nach Pflanzenteil und Inhaltsstoff variiert die Stärke des Alkohols. Die empfohlene Dosierung für diese Tinkturen ist: 3-mal täglich 15–20 Tropfen.

Tinkturen selber machen

Das Herstellen von Tinkturen ist kein Hexenwerk, Sie müssen nur ein bisschen planen. Achten Sie auf den richtigen Zeitpunkt, damit der Wirkstoffgehalt stimmt, so können Sie sich im Sommer eine Tinktur für die kommende Frühjahrskur ansetzen.

Schneiden Sie Ihr Sammelgut möglichst klein, geben Sie es in ein Schraubglas und füllen so viel Alkohol dazu, dass alles bedeckt ist. Sie können auch verschiedene Kräuter mischen. Wählen Sie die Größe des Glases so, dass möglichst wenig Luft im Glas verbleibt und verwenden Sie einen 40–50 %igen Alkohol. Lassen Sie diesen Auszug nun 2–3 Wochen stehen und schütteln Sie ihn 1-mal täglich gut durch, damit sich die Wirkstoffe optimal lösen. Dann gießen Sie die Tinktur durch ein sehr feines Sieb oder einen Kaffee- oder Teefilter und bewahren sie dunkel und kühl auf, zum Beispiel im Arzneischrank. Braunglasflaschen gibt es in der Apotheke. Eine Tinktur ist mindestens 3–5 Jahre haltbar.

DOSIERUNG

Die Dosierung für selbst hergestellte Tinkturen ist 3-mal täglich 15–20 Tropfen. Fertige Tinkturen je nach Beipackzettel dosieren.

HEILKRÄUTER SELBER SAMMELN

Das Kräutersammeln ist eine der schönsten Tätigkeiten überhaupt. Meist muss man nicht weit gehen, um geeignete Sammelstellen zu finden. Achten Sie einmal darauf, was sich bei Ihnen in der Umgebung alles findet – Sie werden staunen.

Wenn Sie Lust haben, selber die Zutaten für Ihren Tee oder Pflanzenfrischsaft zu sammeln, dann ist es wichtig, ein paar Dinge zu beachten. Die folgenden einfachen Grundregeln des Sammelns sind Voraussetzung für eine gute Qualität.

WANN?

Pflanzen schützen sich vor Sonne, Regen und Umweltbelastungen und sind Meister in der Anpassung. Dies machen sie mithilfe der sekundären Pflanzenstoffe, die in der Pflanzenheilkunde als Wirkstoffe bezeichnet werden. Damit ausreichend Wirkstoffe in den Pflanzen enthalten sind, ist der richtige Sammelzeitpunkt wichtig.

Die meisten Wirkstoffe bilden Pflanzen im Sommer, von Juni bis September, dann ist der Höhepunkt der Vegetation erreicht, denn es geht um Vermehrung und Erhaltung der Art, und hierfür braucht es Schutz. Sie können auch im Frühjahr schon junge Brennnesseln sammeln, den vollen Wirkstoffgehalt hat die Brennnessel aber erst im Sommer.

Bei Heilpflanzen, von denen die Wurzel verwendet wird, ist der Herbst oder das Frühjahr der richtige Sammelzeitpunkt und für Früchte der Spätsommer.

WO?

Im eigenen Garten sind Sie grundsätzlich auf der sicheren Seite. Außerhalb kann es – je nach Umgebung – schwierig werden: Unsere dicht besiedelte Landschaft stellt uns Pflanzensammler mitunter vor große Herausforderungen. Denn klar ist, dass Heilpflanzen nicht an Straßen und landwirtschaftlich genutzten Flächen gesammelt werden. Feinstaub, Dünger und Pestizide haben selbstverständlich nichts im Tee zu suchen. Schauen Sie sich in Ihrer Umgebung um. Oft sind es ganz unspektakuläre Brachflächen, auf denen sich die größte Vielfalt findet. Sammeln können Sie ansonsten praktisch überall: an Feld-, Wald- und Wiesenrändern, an Fluss- und Bachufern, im Wald, an Waldlichtungen, auf Wiesen.

WIE?

Sammeln Sie aufmerksam und respektvoll und immer nur die Menge an Pflanzenmaterial, die Sie auch wirklich benötigen. Lassen Sie immer ausreichend Pflanzen der gesammelten Art oder Blüten am Stängel einer Pflanze zurück, damit sich die Pflanze weiter vermehren kann. Gesammelt werden nur gesunde Pflanzen oder Pflanzenteile von gesunden Pflanzen.

Die meisten Pflanzenteile lassen sich einfach mit den Fingern abknipsen, für festere Stängel brauchen Sie eine Schere und für Wurzeln einen handelsüblichen Wurzelstecher. Ihr Sammelgut lässt sich am besten in einem Korb transportieren, dort liegt es locker und luftig. Aber auch Stoffbeutel oder Papiertüten tun es.

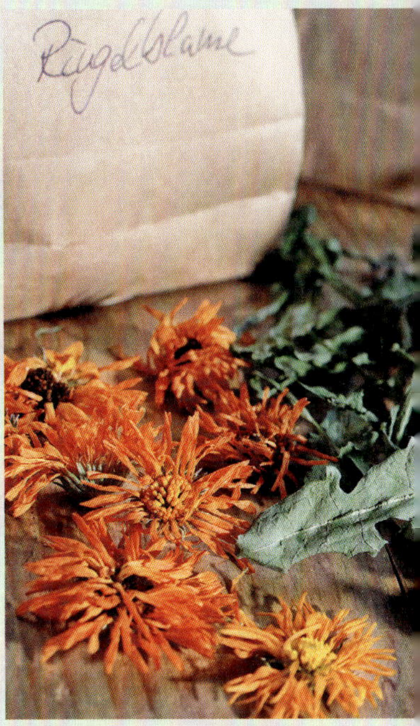

Gutes Trocknen zeigt sich in der intensiven Blütenfarbe und dem satten Blattgrün.

RICHTIG TROCKNEN

Heilpflanzen werden durch das Trocknen erst zu „Drogen" (Seite 40), denn der Begriff stammt etymologisch vom niederländischen *droog* für trocken. Kräuter werden vor dem Trocknen nicht gewaschen, sondern lediglich von schmutzigen Blättern befreit. Da die meisten Wirkstoffe wasserlöslich sind, wäre das Waschen kontraproduktiv, außerdem sind die Pflanzen dann ungleich schwerer zu trocknen. Ich empfehle Ihnen außerdem, die Kräuter so wenig wie möglich zu zerkleinern. Je weniger „Bruchstellen" die Pflanze hat, desto weniger Wirkstoffe können entweichen. Blätter und Blüten lassen Sie einfach ganz.

Um die Wirkstoffe weiterhin bestmöglich zu erhalten, ist es wichtig, die Kräuter möglichst schnell zu trocknen. Optimal ist das Trocknen während einer Schönwetterperiode, dann sind die meisten Kräuter innerhalb von 3–4 Tagen trocken (etwa Brennnessel und Melisse), andere brauchen 10–14 Tage (wie eine Ringelblumenblüte mit Kelch).

Trocknen Sie Ihre Kräuter an einem luftigen, schattigen Ort, zum Beispiel auf einem Dachboden oder in einer Scheune, am besten auf einem Baumwolltuch. Gut eignet sich auch ein Wäschegestell, auf das Sie ein Tuch legen.

Beim Trocknen von Blättern (zum Beispiel Melisse, Pfefferminze) gewöhnen Sie sich an, die Blätter vor dem Trocknen von den Stängeln abzuzupfen. Trocknen Sie die Kräuter erst und streifen dann die Blätter vom Stängel, bleiben wertvolle Stoffe im Stängel und es finden sich weniger in den Blättern, da die in aromatischen Heilpflanzen enthaltenen ätherischen Öle beim Trocknen in den Stängel „wandern".

GETROCKNETE HEILPFLANZEN LAGERN

Getrocknete Heilpflanzen sollten dunkel, trocken und kühl aufbewahrt werden. Unzerkleinerte Kräuter halten sich etwa 2 Jahre, zerkleinerte maximal 1 Jahr. Aus diesem Grund empfehle ich, die Kräuter erst vor der Teezubereitung zu zerkleinern und zur Lagerung ganz zu lassen. Getrocknete Heilpflanzen lassen sich gut in Stoffbeuteln, Papiertüten oder Kartons an einem trockenen Ort aufbewahren, kleinere Vorräte in braunen Teegläsern, die Sie in Teeläden oder im Internet beziehen können (Bezugsadressen Seite 154).

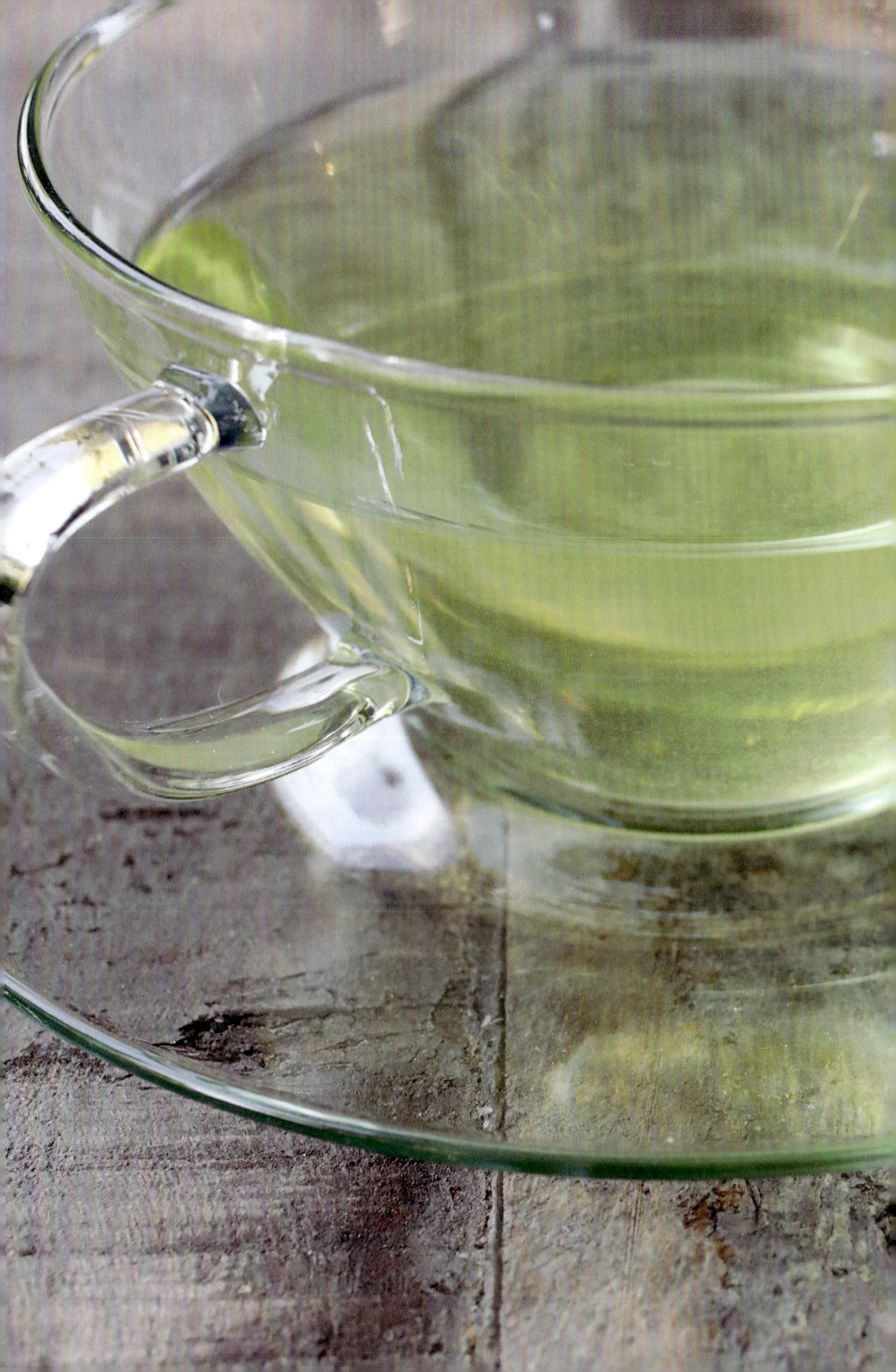

Heilpflanzen-kuren

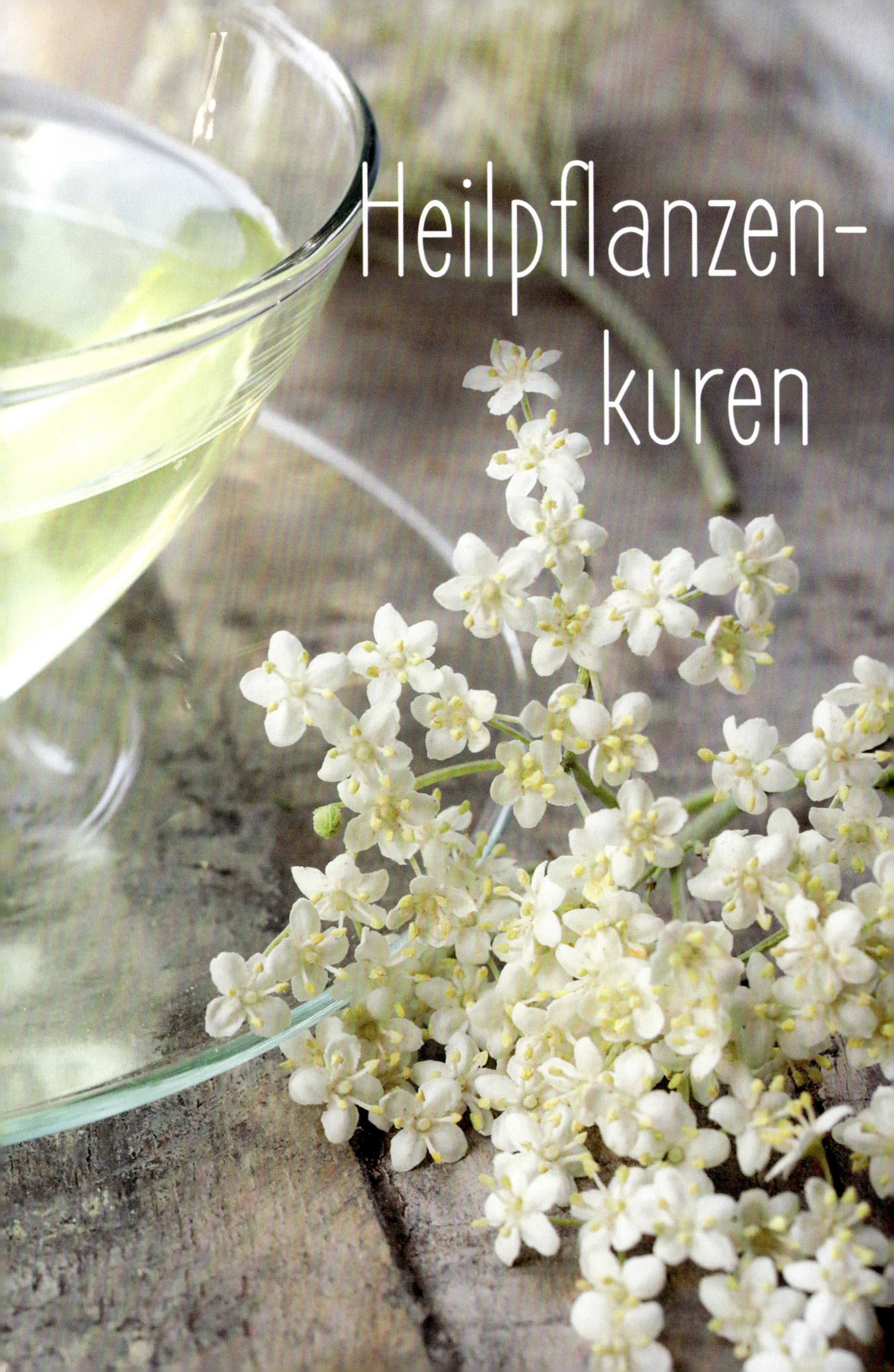

Individuelle Kuren

Ob ganz einfach oder etwas komplexer – hier mache ich Ihnen einige Vorschläge für Ihre ganz individuelle Entgiftungskur. Ich empfehle, vor Beginn der Kur einen gründlichen Plan zu erstellen: Wann, wie und wie oft nehme ich was ein? Umso leichter fällt das Durchhalten im Alltag.

Bei der Zusammenstellung Ihrer ganz individuellen Entgiftungskur haben Sie viele verschiedene Möglichkeiten. Wichtig ist, dass der Zeitraum über 4–6 Wochen eingehalten wird und dass alle Ausscheidungsorgane angesprochen werden, das heißt, es sollte etwas für Lymphe, Leber, Darm, Nieren und Haut dabei sein!

Für Ihre individuelle Kur können Sie verschiedene Möglichkeiten miteinander kombinieren, zum Beispiel:

- einen Lebertee mit einer Goldrutentinktur, einem Hautöl und einer Senfkörnerkur oder
- ein Entschlackungstee mit einer Leinsamenkur oder
- Pflanzenfrischsäfte mit einer Bärlauchtinktur und einem Hautöl oder morgendlichem Wechselduschen zur Anregung des Hautstoffwechsel oder
- eine Mischung verschiedener Tinkturen mit einer Senfkörnerkur und morgendlichem Trockenbürsten zur Anregung des Hautstoffwechsels.

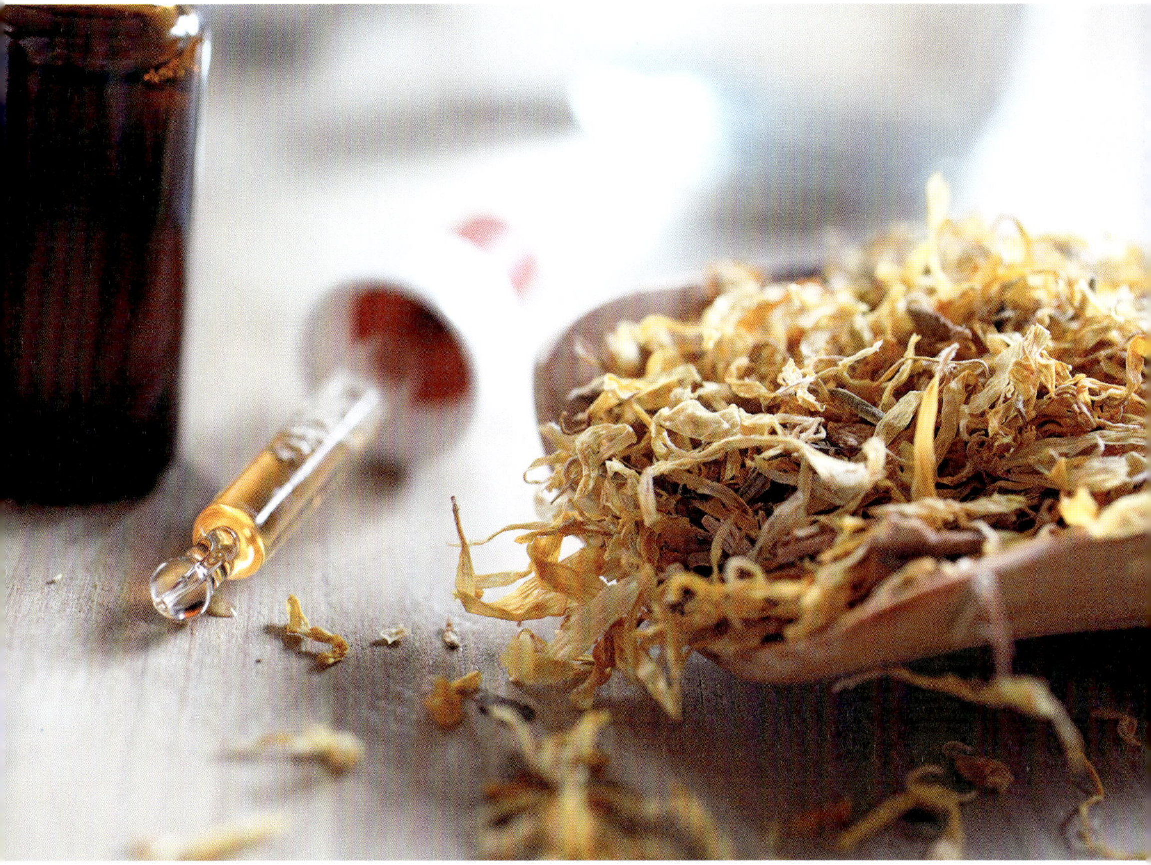

Tee, Saft, Tinktur oder Arzneimittel – die Möglichkeiten für eine Kur sind vielfältig.

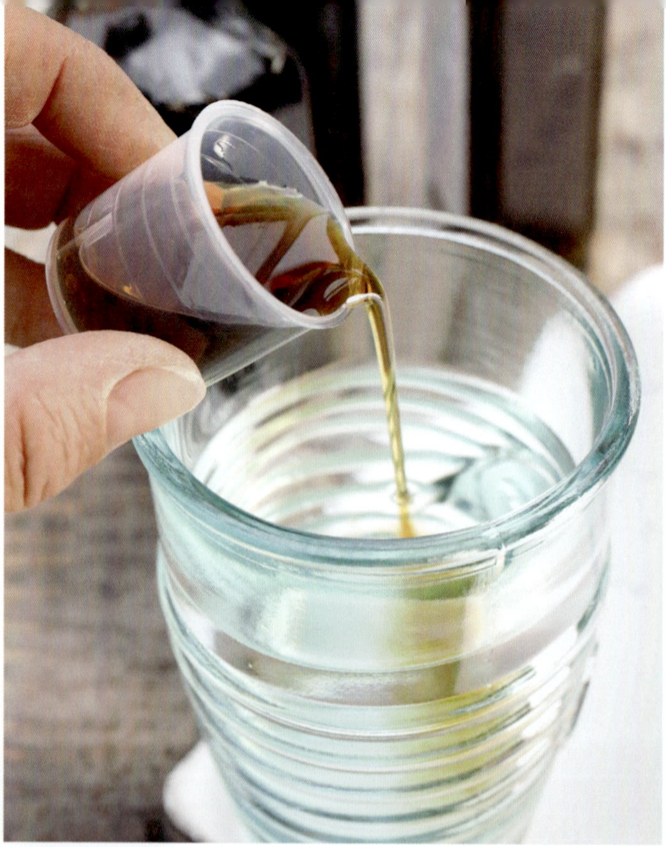

Pflanzenfrischsäfte enthalten neben Wirkstoffen zahlreiche Vitamine, Mineralien und Spurenelemente.

Pflanzenfrischsaftkuren

Für eine Kur mit Pflanzensäften gibt es verschiedene Möglichkeiten. Sie wechseln beispielsweise ab:

1 Woche Brennnesselsaft
1 Woche Birkensaft
1 Woche Löwenzahnsaft
1 Woche Artischockensaft

oder

3 Wochen Brennnesselsaft
3 Wochen Löwenzahnsaft

oder

2 Wochen Brennnesselsaft
2 Wochen Zinnkrautsaft
2 Wochen Löwenzahnsaft

- Jeweils 3-mal täglich 10 ml oder 2-mal täglich 15 ml, jeweils mit Wasser, Fruchtsaft oder Buttermilch verdünnt. Hierbei werden verschiedene Organe nacheinander angesprochen.

HEILPFLANZENKUR NACH GIRSCH

Die Erfahrung zeigt, dass weniger oft mehr ist, ich beschränke mich hierbei auf meine beiden Lieblings-Entgiftungspflanzen.

- 4–6 Wochen lang Brennnessel- und Löwenzahnsaft zusammen einnehmen. Morgens und abends 15 ml Brennnessel- und 15 ml Löwenzahnsaft mit Wasser, Fruchtsaft oder Buttermilch verdünnt.

HEILPFLANZENKUR NACH PUMPE

Ein Schüler von Kneipp, Heinrich Pumpe, hat folgende Kur mit seinen Patienten durchgeführt: Er begann mit 3 EL Brennnesselsaft und steigerte auf etwa 15 EL Tagesgabe – plus Verdünnung. Diese Kur ließ er u. a. Krebskranke über Wochen und Monate durchführen.

Schön ist auch folgendes Modell, das etwas abgewandelt und unter der Bezeichnung „Frühjahrskur nach Pumpe“ bekannt geworden ist:

10 Tage lang Löwenzahnsaft
10 Tage lang Brennnesselsaft
10 Tage lang Zinnkrautsaft
10 Tage lang Birkensaft

- Jeweils morgens und abends 10 ml Frischpflanzensaft mit Wasser, Fruchtsaft oder Buttermilch verdünnt einnehmen. Auch hier werden wieder verschiedene Organe nacheinander angesprochen.

Überlegen Sie sich Ihre individuelle Kombination oder Reihenfolge der Säfte.

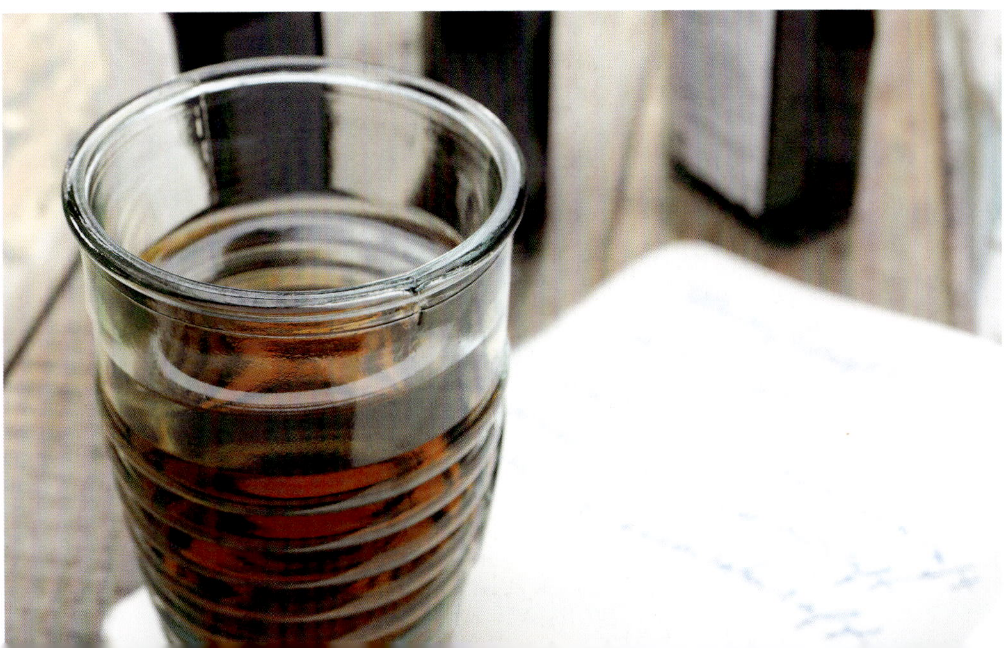

LÖWENZAHNPRESSSAFT – SELBST GEMACHT

frische Löwenzahnblätter (vor der Blüte gesammelt)

- Löwenzahnblätter mit etwas Wasser zu einem suppenähnlichen Brei pürieren.
- Geben Sie so viel Wasser dazu, dass sich der Brei gut in einem Tuch ausdrücken lässt.
- Nehmen Sie 3-mal täglich 1 EL des Presssafts mit 5 Teilen Wasser, Apfelsaft oder Buttermilch verdünnt ein.

GIERSCHSAFT-KUR NACH JOSEF KARL

Gierschblätter-Frischpflanzensaft

- Den Saft der jungen Blätter mit der fünffachen Menge Mineralwasser oder Buttermilch verdünnen. Ansteigend dosieren: jeden Tag 1 EL mehr (1–10 EL/Tag).

Teekuren

In bester Kneipp-Tradition befinden Sie sich mit der Brennnesseltee-Kur, hier werden über 4–6 Wochen täglich 3 Tassen getrunken – etwas für Puristen!

Schön ist es, Teemischungen einzusetzen, bei denen alle Ausscheidungsorgane berücksichtigt werden. Hier finden Sie verschiedene Vorschläge, die Sie sich in der Apotheke mischen lassen können.

DER KLASSIKER

Brennnesselblätter
Löwenzahnwurzel mit -kraut
Birkenblätter

- Zu gleichen Teilen mischen.
- 1 TL mit 1 Tasse kochendem Wasser übergießen, 7 Minuten bedeckt ziehen lassen, 3 Tassen täglich trinken.

BLUTREINIGUNGSTEE

30 g Brennnesselkraut
30 g Löwenzahnwurzel und -blätter
20 g Schafgarbenkraut
15 g Holunderblüten
5 g Ringelblumenblüten

- 1 TL mit 1 Tasse kochendem Wasser übergießen, 7 Minuten bedeckt ziehen lassen, 3 Tassen täglich trinken.

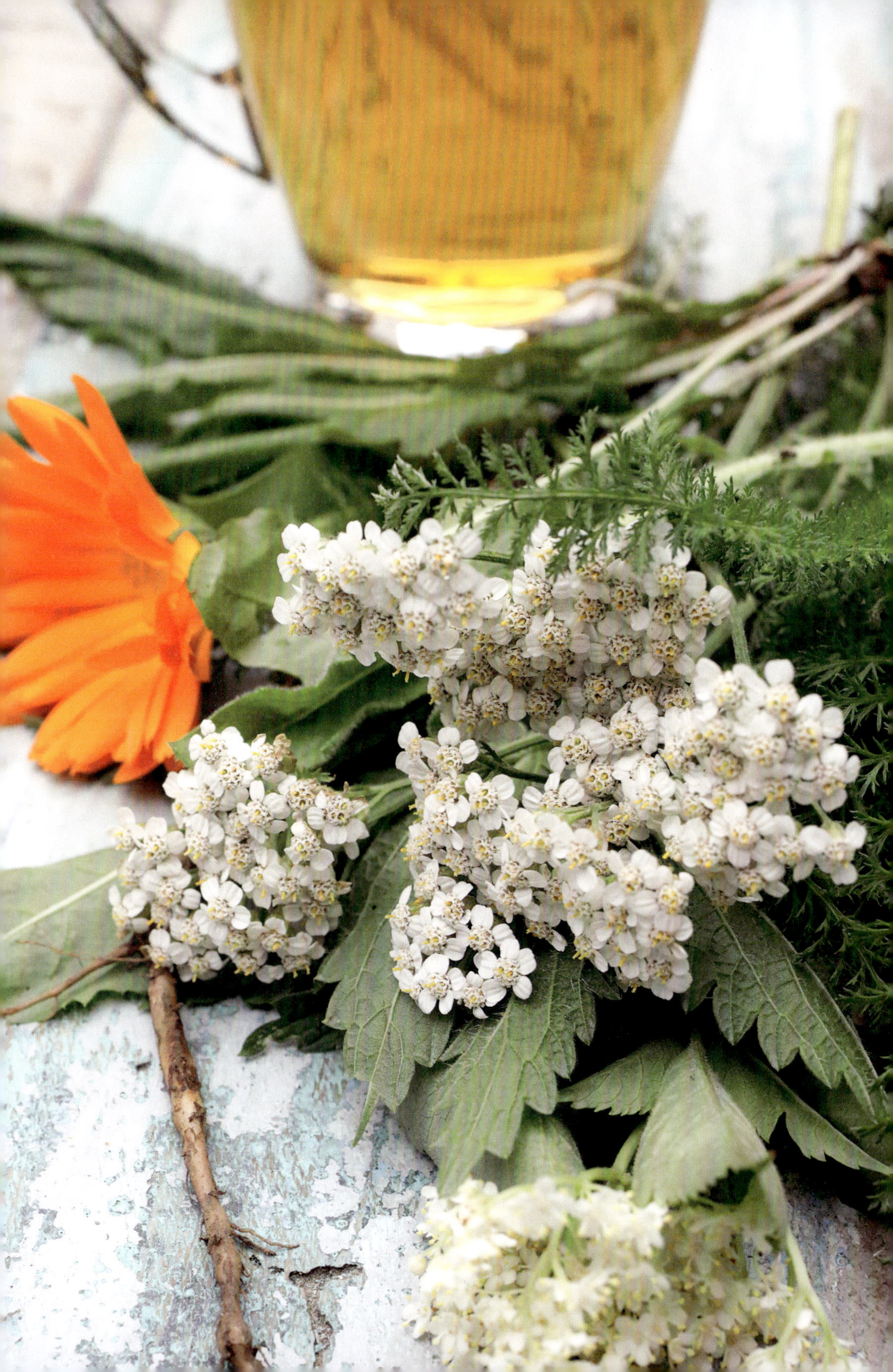

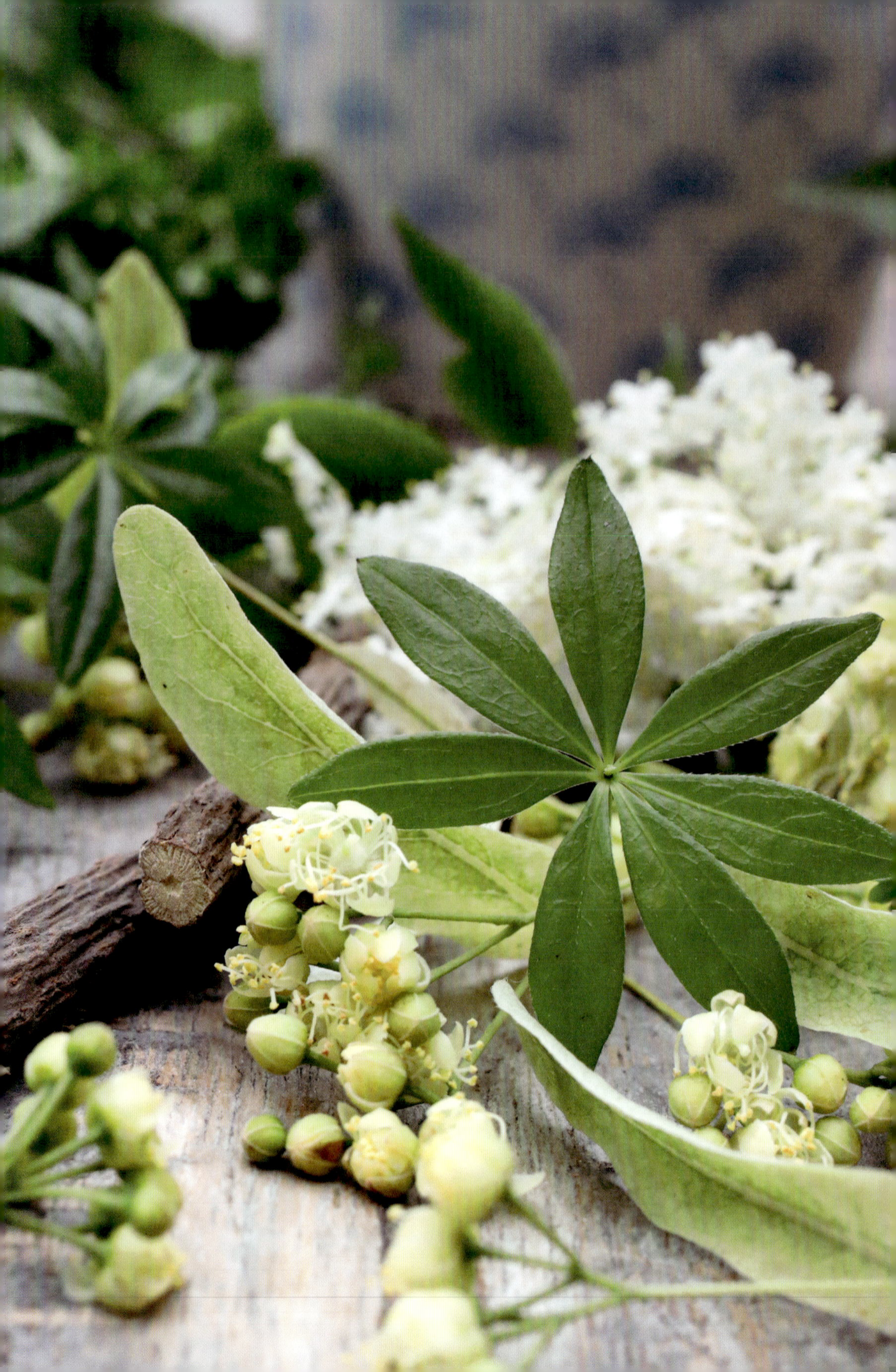

ENTSCHLACKUNGSTEE

20 g Goldrutenkraut
20 g Schafgarbenkraut
20 g Steinkleekraut
20 g Süßholzwurzel
20 g Stiefmütterchenkraut

- 1 TL mit 1 Tasse kochendem Wasser übergießen, 10 Minuten bedeckt ziehen lassen, 3 Tassen täglich trinken.

HAUSPUTZTEE

25 g Brennnesselkraut
25 g Birkenblätter
25 g Pfefferminzblätter
25 g Wacholderbeeren, angequetscht

- 1 TL mit 1 Tasse kochendem Wasser übergießen, 7 Minuten bedeckt ziehen lassen, 3 Tassen täglich trinken.

DAS-FRÜHJAHR-KANN-KOMMEN-TEE

20 g Lindenblüten
20 g Holunderblüten
20 g Waldmeisterkraut
20 g Süßholzwurzel
20 g Petersilienkraut

- 1 TL mit 1 Tasse kochendem Wasser übergießen, 7 Minuten bedeckt ziehen lassen, 3 Tassen täglich trinken.

BASENTEE

20 g Ackerschachtelhalmkraut
20 g Schafgarbenkraut
20 g Löwenzahnwurzel und -blätter
20 g Brennnesselkraut
10 g Petersilienkraut
10 g Gierschkraut

- 1 TL mit 1 Tasse kochendem Wasser übergießen, 10 Minuten bedeckt ziehen lassen, 3 Tassen täglich trinken.

LEBERTEE

20 g Schafgarbenkraut
20 g Löwenzahnwurzel und -blätter
20 g Süßholzwurzel
20 g Pfefferminzblätter
20 g Gelbwurzwurzel

- 1 TL mit 1 Tasse kochendem Wasser übergießen, 10 Minuten bedeckt ziehen lassen, 3 Tassen täglich trinken.

BITTERSÜSSER LEBERTEE

30 g Artischockenblätter
30 g Ingwerwurzel
40 g Süßholzwurzel

- 1 TL mit 1 Tasse kochendem Wasser übergießen, 10 Minuten bedeckt ziehen lassen, 3 Tassen täglich trinken.

NIERENTEE

20 g Brennnesselkraut
20 g Goldrutenkraut
20 g Wacholderbeeren, angequetscht
10 g Holunderblüten
10 g Stiefmütterchenkraut
10 g Petersilienkraut
10 g Gierschkraut

- 1 TL mit 1 Tasse kochendem Wasser übergießen, 10 Minuten bedeckt ziehen lassen, 3 Tassen täglich trinken.

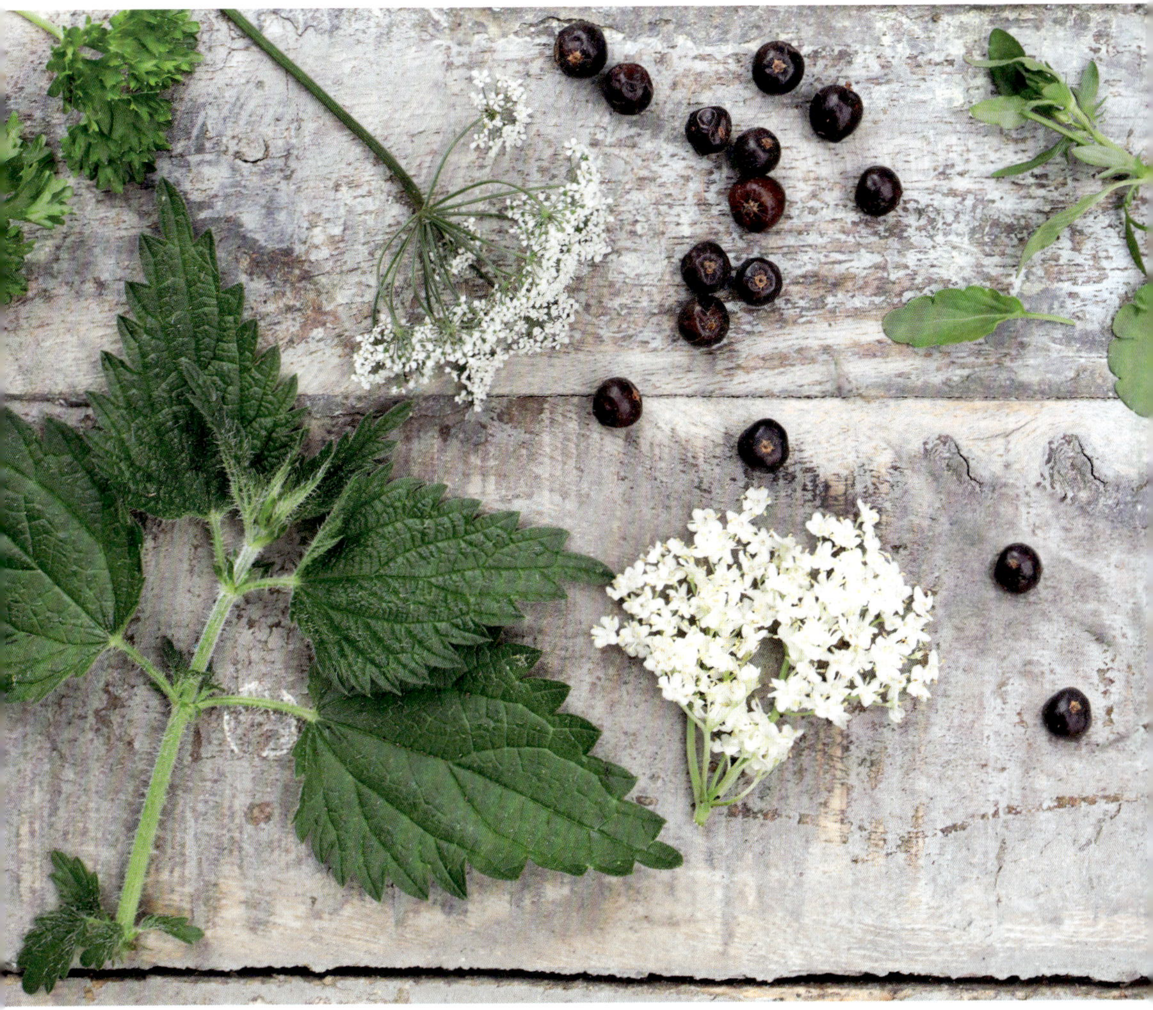

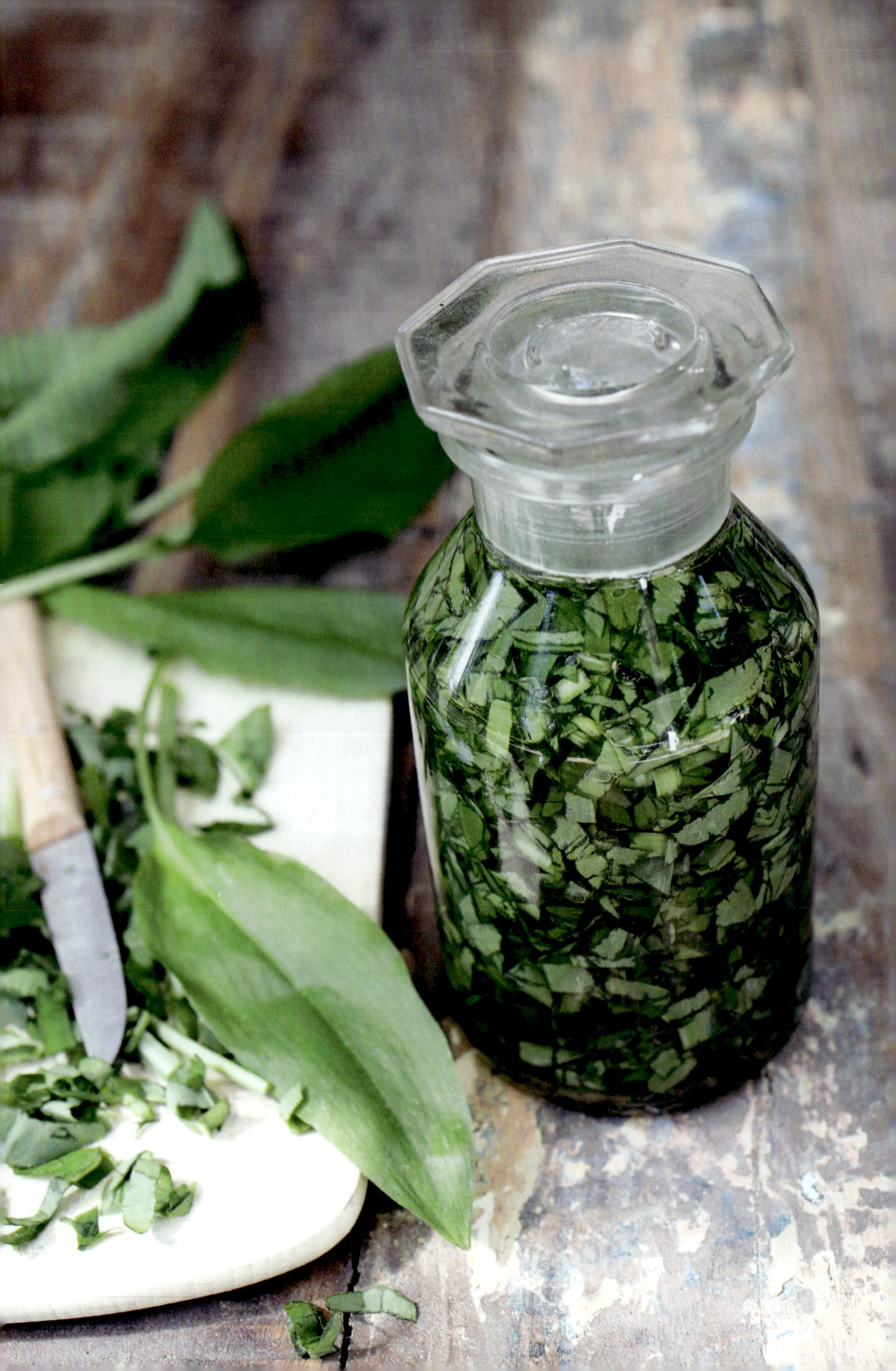

Tinkturenkuren

Von den meisten von mir vorgestellten Heilpflanzen erhalten Sie Tinkturen in der Apotheke, Sie können jedoch auch Ihre eigenen herstellen. Hier finden Sie Rezepte zum Selbermachen und sinnvolle Kombinationen von Tinkturen aus der Apotheke.

BÄRLAUCHTINKTUR

1 gute Handvoll frische Bärlauchblätter (vor der Blüte)
50 %iger Alkohol

- Bärlauchblätter möglichst klein schneiden, in ein Schraubglas geben und mit dem Alkohol bedecken.
- Täglich mindestens 1-mal durchschütteln.
- Nach 3 Wochen gießen Sie Ihre Tinktur durch ein feines Sieb, einen Kaffee- oder Teefilter und bewahren sie lichtgeschützt auf.
- Nehmen Sie 3-mal täglich 15–20 Tropfen ein.

BIRKENBLÄTTER-LÖWENZAHN-BRENNNESSEL-TINKTUR

frische Birkenblätter
frische Brennnesselblätter
frische Löwenzahnblätter mit -wurzel
50 %iger Alkohol

- Die Pflanzen zu gleichen Teilen mischen.
- Schneiden Sie die Pflanzenteile möglichst klein, geben Sie sie in ein Schraubglas und bedecken die Pflanzenteile mit dem Alkohol.
- Täglich mindestens 1-mal durchschütteln.
- Nach 3 Wochen gießen Sie Ihre Tinktur durch ein feines Sieb, einen Kaffee- oder Teefilter und bewahren sie lichtgeschützt auf.
- Nehmen Sie 3-mal täglich 15–20 Tropfen ein.

LYMPHTINKTUR

frische Ringelblumenblüten
frisches Steinkleekraut
frisches Waldmeisterkraut
frisches Kraut vom Stinkenden Storchschnabel
50 %iger Alkohol

- Die Pflanzen zu gleichen Teilen mischen.
- Schneiden Sie die Pflanzenteile möglichst klein, geben Sie sie in ein Schraubglas und bedecken sie mit dem Alkohol.
- Täglich mindestens 1-mal durchschütteln.
- Nach 3 Wochen gießen Sie Ihre Tinktur durch ein feines Sieb, einen Kaffee- oder Teefilter und bewahren sie lichtgeschützt auf.
- Nehmen Sie 3-mal täglich 15–20 Tropfen ein.

LEBERTINKTUR

frisches Schafgarbenkraut
frische Löwenzahnblätter mit -wurzeln
getrocknete Artischockenblätter
50 %iger Alkohol

- Pflanzen zu gleichen Teilen mischen.
- Schneiden Sie die Pflanzenteile möglichst klein, geben Sie sie in ein Schraubglas und bedecken sie mit dem Alkohol.
- Täglich mindestens 1-mal durchschütteln.
- Nach 3 Wochen gießen Sie Ihre Tinktur durch ein feines Sieb, einen Kaffee- oder Teefilter und bewahren sie lichtgeschützt auf.
- Nehmen Sie 3-mal täglich 15–20 Tropfen ein.

NIERENTINKTUR

2 Teile frisches Ackerschachtelhalmkraut
2 Teile frische Brennnesselblätter
2 Teile frische Birkenblätter
1 Teil Wacholderbeeren
50 %iger Alkohol

- Schneiden Sie die Pflanzenteile möglichst klein, die Wacholderbeeren anquetschen.
- Geben Sie dies in ein Schraubglas und bedecken es mit dem Alkohol.
- Täglich mindestens 1-mal durchschütteln.
- Nach 3 Wochen gießen Sie Ihre Tinktur durch ein feines Sieb, einen Kaffee- oder Teefilter und bewahren sie lichtgeschützt auf.
- Nehmen Sie 3-mal täglich 15–20 Tropfen ein.

HAUTTINKTUR

frisches Stiefmütterchenkraut
frische Holunderblüten
50 %iger Alkohol

- Pflanzen zu gleichen Teilen mischen.
- Schneiden Sie die Pflanzenteile möglichst klein, geben Sie sie in ein Schraubglas und bedecken Sie sie mit dem Alkohol.
- Täglich mindestens 1-mal durchschütteln.
- Nach 3 Wochen gießen Sie Ihre Tinktur durch ein feines Sieb, einen Kaffee- oder Teefilter und bewahren sie lichtgeschützt auf.
- Nehmen Sie 3-mal täglich 15–20 Tropfen ein.

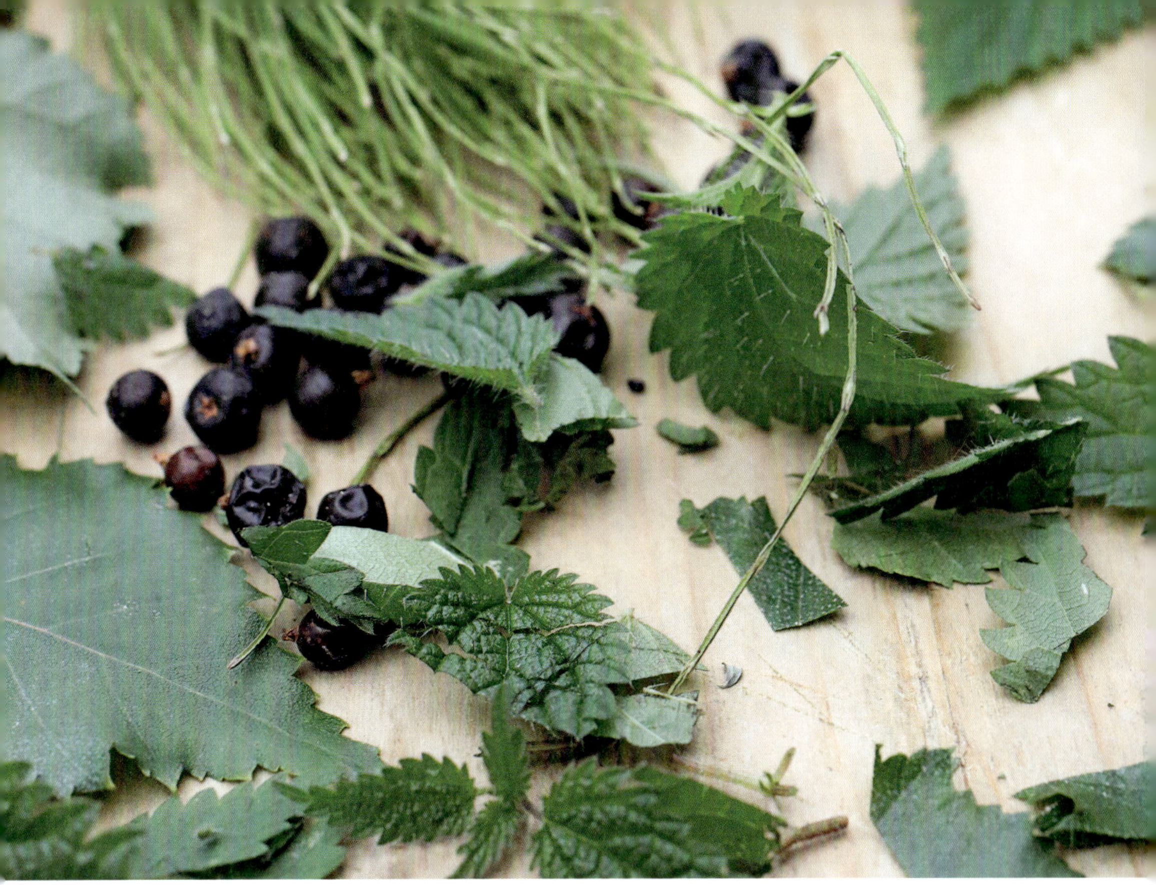

KOMBINATIONEN AUS APOTHEKEN-TINKTUREN

KOMBINATION 1

Mariendistel (*Carduus marianus*) Urtinktur
Goldruten (*Solidago virgaurea*) Urtinktur
Steinklee (*Melilotus officinalis*) Urtinktur

- Jeweils 3-mal täglich 3 Tropfen (Ceres-Tinkturen) oder 3-mal 10 Tropfen (DHU-Tinkturen) von jeder Tinktur.

KOMBINATION 2

Löwenzahn (*Taraxacum officinale*) Urtinktur
Brennnessel (*Urtica dioica*) Urtinktur
Ringelblume (*Calendula officinalis*) Urtinktur

- Jeweils 3-mal täglich 3 Tropfen (Ceres-Tinkturen) oder 3-mal 10 Tropfen (DHU-Tinkturen) von jeder Tinktur.

KOMBINATION 3

Bärlauch (*Allium ursinum*) Urtinktur
Schafgarbe (*Achillea millefolium*) Urtinktur
Ackerschachtelhalm (*Equisetum arvense*) Urtinktur

- Jeweils 3-mal täglich 3 Tropfen (Ceres-Tinkturen) oder 3-mal 10 Tropfen (DHU-Tinkturen) von jeder Tinktur.

Fertigarzneimittelkuren

Für sehr beschäftigte Menschen kann es eventuell besser in den Alltag passen, Fertigarzneimittel einzusetzen. Ich habe bei den Heilpflanzenporträts jeweils Fertigarzneimittel erwähnt. Sie stellen nur eine Auswahl dar – lassen Sie sich von einer fachkundigen Person, einem Heilpraktiker, Arzt oder Apotheker, über weitere in Frage kommende Präparate beraten. Hier sind ein paar Vorschläge. Kombinieren Sie:

- Amara-Pascoe 3-mal täglich 15 Tropfen nach dem Essen (Bittermittel für Leber und Darm)
- Solidagoren mono 3-mal täglich 1 Dragee (Goldrute für die Niere)
- Lymphdiaral Basistropfen SL 3-mal täglich 15 Tropfen vor dem Essen (Lymphmittel)

oder

- Silymarin-Loges 3-mal täglich 1 Dragee (Mariendistel für die Leber)
- Cystinol long 3-mal täglich 1 Dragee (Goldrute für die Niere)
- Lymphdiaral Basistropfen SL 3-mal täglich 15 Tropfen vor dem Essen (Lymphmittel)

oder

- Curcu-Truw 2-mal täglich 1 Dragee zu den Hauptmahlzeiten (Kurkuma für Leber und Darm)
- Solidagoren mono 3-mal täglich 1 Dragee (Goldrute für die Niere)
- Lymphdiaral Basistropfen SL 3-mal täglich 15 Tropfen vor dem Essen (Lymphmittel)

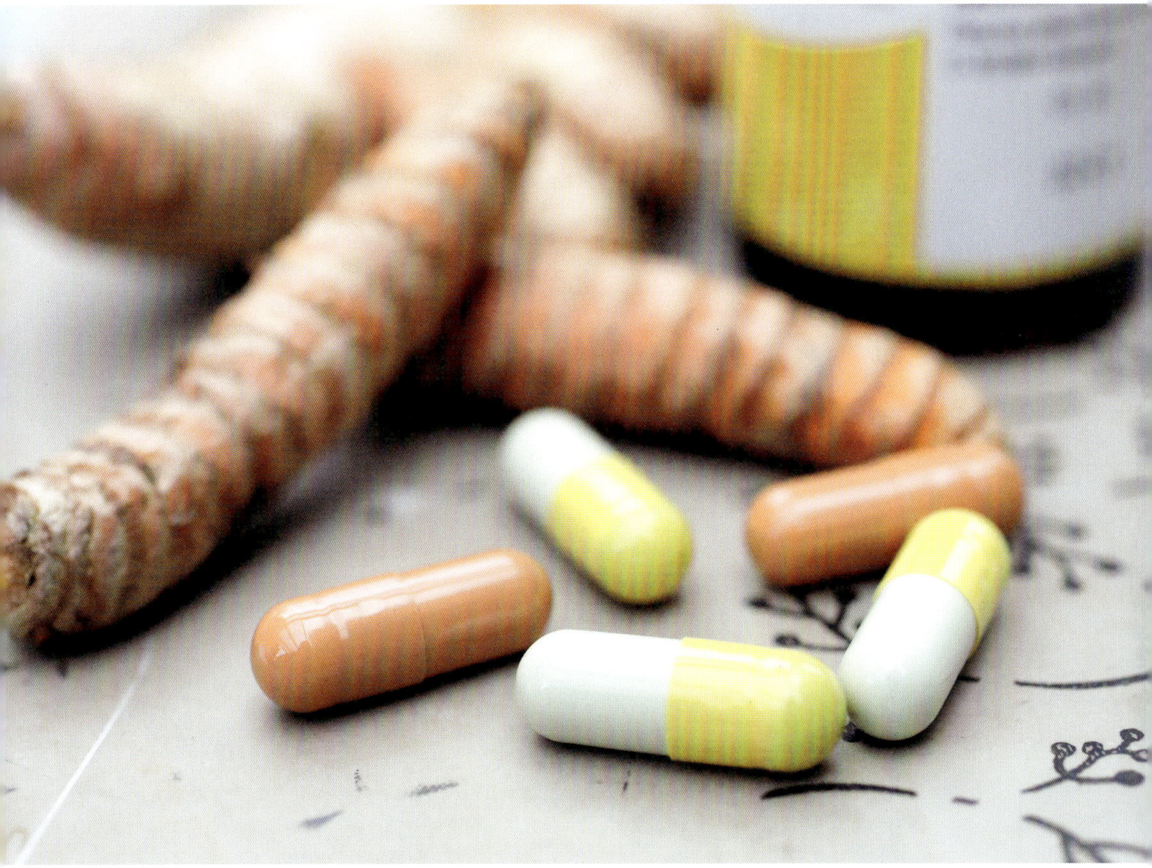

Im Alltag können Fertigarzneimittel aus der Apotheke hilfreich sein.

HEILFASTEN

Die gründlichste und tiefgreifendste Form der Entschlackung ist das Heilfasten nach Buchinger, auch Tee-Saft-Fasten genannt. Hierbei wird nach einem gut durchdachten Konzept eine Umstimmung des Stoffwechsels erzielt.

Das Heilfasten hat sich seit Generationen bewährt und im Laufe der Zeit einige Anpassungen durchlaufen. Die Grundidee dabei ist der vollständige Verzicht auf Nahrung über einen begrenzten Zeitraum. Im Gegensatz zur sogenannten Null-Diät, bei der es um eine schnelle Gewichtsabnahme durch den Verzicht auf Kalorien geht, werden beim Heilfasten täglich 250–350 Kalorien in Form von Saft, Brühen und Honig zugeführt. Ich faste seit über 25 Jahren regelmäßig im Frühjahr und begleite Fastende in meiner Praxis.

WAS PASSIERT BEIM FASTEN?

Fasten mobilisiert die im Fettgewebe gespeicherte Energie und führt zur Bildung von sogenannten Ketonkörpern, die entzündungshemmend wirken. Außerdem wird durch den Verzicht auf Nahrung ein Prozess in Gang gesetzt, der die Autophagie anregt. Dieser Begriff beschreibt eine Art zelluläre Müllabfuhr, bei der alte oder schadhafte Zellen vernichtet und brauchbare Bestandteile recycelt werden. Für die Erforschung dieses Vorgangs erhielt übrigens der japanische Forscher Yoshinori Ohsumi 2016 den Nobelpreis. Dieser Prozess ist auch Bestandteil der Immunabwehr. Je mehr Autophagie in einem Organismus stattfindet, desto gesünder bleibt er.

Da beim Fasten zahlreiche Stoffwechselendprodukte aus dem Gewebe mobilisiert werden, ist es wichtig, die Ausscheidungsorgane anzuregen. Daher empfehle ich, bereits zwei Wochen vor Fastenbeginn mit einer Entgiftungskur zu beginnen, diese während des Fastens beizubehalten und mindestens zwei, wenn nicht sogar vier Wochen nach Fastenende fortzuführen. Damit verhindern Sie, dass die gelösten Schlacken wieder im Zwischenzellgewebe geparkt werden.

WIE WIRD GEFASTET?

Das Fasten beginnt mit einem Entlastungstag, an dem Sie nur leichte Kost zu sich nehmen. Beginnen Sie bereits einige Tage vorher, vermehrt Wasser zu trinken.

Dann folgen fünf bis sieben Fastentage, Fasten-Routiniers fasten auch länger. Am ersten, dritten und fünften Fastentag wird morgens mit einem Einlauf oder Glaubersalz abgeführt, manchen reicht dazu auch Sauerkrautsaft. Es wird täglich ein Leberwickel, zum Beispiel mit Schafgarbe (Seite 65), zur Anregung der Lebertätigkeit durchgeführt und dreimal täglich ein Entschlackungstee (ab Seite 130) oder Pflanzenfrischsäfte (Seite 128) zur Anregung der Ausscheidungsorgane getrunken. Als „Mahlzeiten" dürfen Sie dreimal täglich einen guten Frucht- oder Gemüsesaft trinken. Ich leiste mir gute Bio-Vollsäfte, keine aus Konzentrat. Sie können auch eigene Brühen herstellen.

Nach den Fastentagen folgen zwei Aufbautage – bei siebentägigem Fasten drei Aufbautage –, in denen Sie magenfreundliche, leicht verträgliche Speisen zu sich nehmen. Das ist erfahrungsgemäß der schwierigste Teil. Im Service auf Seite 153 habe ich Buchempfehlungen aufgeführt, mit deren Hilfe Sie gut durch das Heilfasten gelotst werden.

WER KANN FASTEN?

Gerade in den Grenzbereichen zwischen Gesundheit und Krankheit lassen sich beeindruckende Ergebnisse erzielen: Erhöhte Cholesterin- und Harnsäurewerte im Blut, leicht erhöhter Blutdruck, leicht erhöhter Blutzucker und Allergien sprechen sehr gut auf das Fasten an. Und je regelmäßiger gefastet wird, desto effektiver ist es. Ich empfehle regelmäßig ein- bis zweimal im Jahr über fünf bis sieben Tage zu fasten. Wenn Sie unter einer Erkrankung leiden, dann halten Sie bitte Rücksprache mit Ihrer Ärztin oder Ihrem Arzt. Besonders bei Rheuma hat sich das Fasten sehr bewährt, da innerhalb kürzester Zeit die Entzündungswerte sinken und in Folge die Schmerzmittel häufig reduziert werden können. Nicht fasten sollten Schwangere, Stillende und Menschen mit Essstörungen.

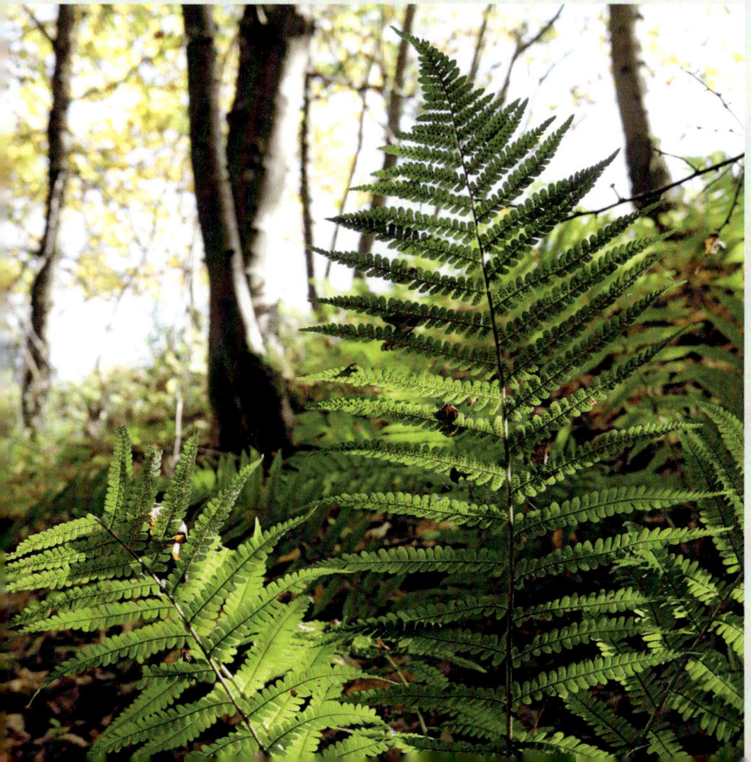

Heilfasten schärft die Wahrnehmung für Naturreize – das entspannt.

Zur Begleitung: Gutes für die Haut

Als Ausscheidungsorgan haben wir die Haut oft nicht auf dem Schirm. Dabei gehört es dazu, den Stoffwechsel der Haut und damit ihre Entgiftungsleistung während der Kur durch gezielte Pflege anzuregen.

Begleitend zu den Kuren ist es sinnvoll, den Hautstoffwechsel anzuregen. Das geht gut durch Trockenbürsten mit einer weichen Bürste oder durch kräftiges Abreiben mit einem Jute-Massagehandschuh (beides bekommen Sie im Drogeriemarkt) oder Wechselduschen (warm, kalt, warm, kalt) am Morgen. Ansonsten eignen sich zur Anregung des Hautstoffwechsels auch diese bewährten Kosmetika, die Sie in der Apotheke, im Drogeriemarkt oder im Bioladen bekommen: Alverde Cellulite Körper-Öl, Weleda Cellulite-Öl, Khadi 10 Kräuter Cellulite-Öl oder Dr. Hauschka Birken Arnika Pflegeöl. Im Folgenden finden Sie zusätzlich Rezepturen zum Selbermachen für die äußerliche Anwendung.

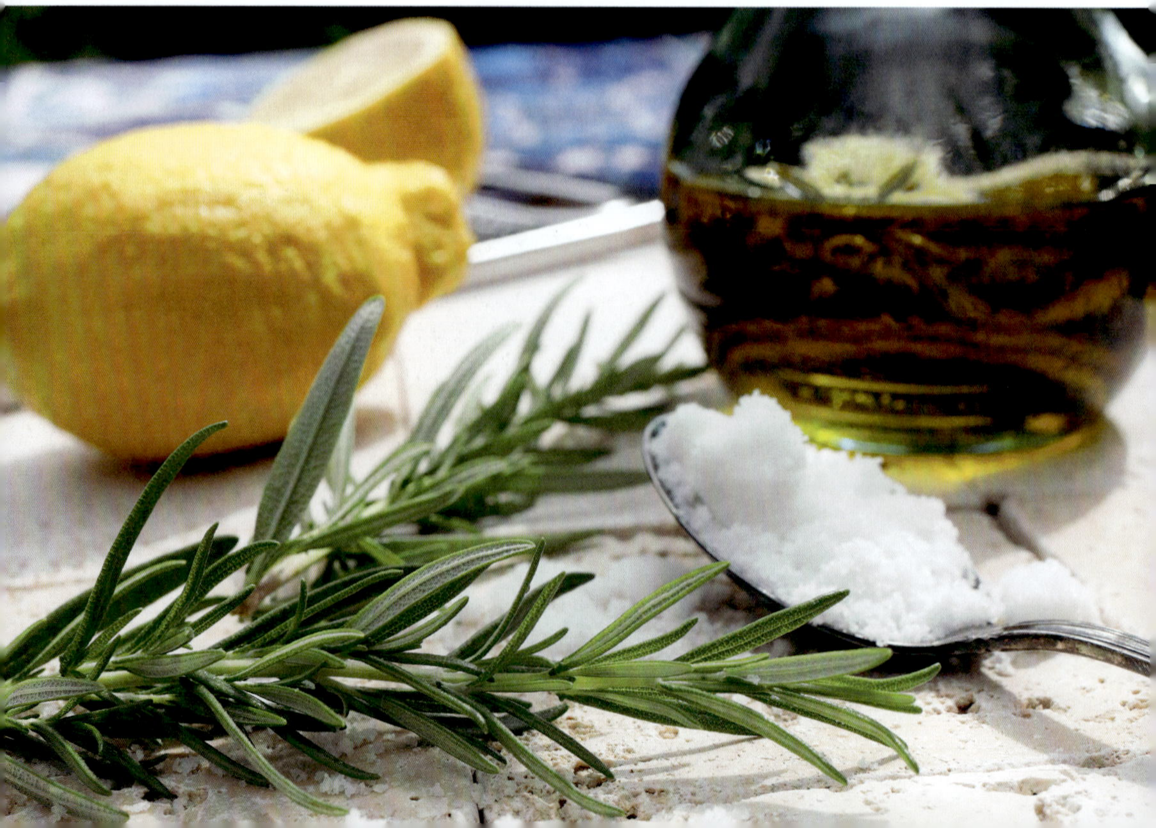

HAUTÖL MIT BIRKE

1 Handvoll frische Birkenblätter
1 etwa daumennagelgroßes Stück Ingwer
abgeriebene Schale ½ Bio-Zitrone
kaltgepresstes Bio-Sesamöl

- Birkenblätter und Ingwer klein schneiden und mit der Zitronenschale in ein Glas geben. Mit dem Sesamöl übergießen.
- Mit einem Tuch oder Küchenkrepp abdecken (mit einem Gummi fixieren). Täglich mit einem Löffel umrühren.
- Nach 1 Woche den Deckel aufschrauben und ordentlich verschließen. Weitere 2 Wochen stehen lassen, dabei täglich schütteln.
- Dann durch ein Tuch abgießen und lichtgeschützt aufbewahren (hält sich etwa 1 Jahr).
- Begleitend zur Entgiftungskur über einen Zeitraum von 4–6 Wochen nach dem Duschen in die noch feuchte Haut einmassieren.

DUSCHPEELING

1 Bio-Zitrone
1–2 kleine Zweige frischer Rosmarin
5 EL Meersalz (je gröber, desto hautreizender)
1 TL Mandel- oder Olivenöl

- Die Zitrone heiß waschen und trocken tupfen. Anschließend mit einer feinen Reibe die Schale abreiben.
- Die Rosmarinnadeln vom Zweig zupfen und mit dem Wiegemesser fein hacken.
- Das Salz mit dem Rosmarin, der Zitronenschale und dem Öl vermengen.
- Das Peeling ist begleitend zur Entgiftungskur über einen Zeitraum von 4–6 Wochen gedacht.
- Hält sich etwa 3 Monate.

KAFFEE-PEELING

½ Bio-Grapefruit
1 Bio-Zitrone
3 EL Kaffeesatz

- Grapefruithälfte und Zitrone heiß waschen und trocken tupfen. Anschließend mit einer feinen Reibe die Schalen abreiben.
- Alle Zutaten miteinander mischen.
- Beim Duschen die Haut kreisförmig mit dem Peeling einreiben. Die Schalen der Zitrusfrüchte wirken durchblutungs- und lymphabflussfördernd, der Kaffeesatz bindegewebsstraffend.
- Das Peeling kann nicht gelagert werden. Jedes Mal frisch zubereiten.

LYMPHÖL

Da Cumarine nicht gut wasser-, dafür aber fettlöslich sind, können Sie zur Anregung des Lymphabflusses ein Hautöl herstellen:

frische Ringelblumenblüten oder frisches Steinkleekraut
kaltgepresstes Oliven- oder Sonnenblumenöl

- Ringelblumenblüten oder Steinkleekraut klein schneiden und mit dem Öl übergießen, sodass alle Pflanzenteile bedeckt sind.
- Mit einem Tuch oder Küchenkrepp abdecken (mit einem Gummi fixieren). Täglich mit einem Löffel umrühren.
- Nach 1 Woche den Deckel aufschrauben und ordentlich verschließen. Weitere 2 Wochen stehen lassen, dabei täglich schütteln.
- Dann durch ein Tuch abgießen und lichtgeschützt aufbewahren (hält sich etwa 1 Jahr).
- Das Hautöl ist begleitend zur Entgiftungskur über einen Zeitraum von 4–6 Wochen gedacht.

ORANGEN-EFEU-HAUTÖL

2 Handvoll Efeublätter
1 Bio-Orange
ca. 200 ml kaltgepresstes Mandelöl

- Efeublätter klein schneiden.
- Die Orange heiß waschen und trocken tupfen, mit einer feinen Reibe die Schale abreiben.
- Efeu und Orangenschale in ein Glas geben, mit Mandelöl übergießen, sodass das Öl etwa einen Daumen breit über den Blättern und Schalen steht.
- Das Glas mit einem Tuch oder Küchenkrepp abdecken und mit einem Gummi fixieren.
- Täglich mit einem Löffel umrühren. Nach 1 Woche den Deckel aufschrauben und ordentlich verschließen. Weitere 2 Wochen stehen lassen, dabei täglich schütteln.
- Dann durch ein Tuch abgießen und lichtgeschützt aufbewahren.
- Das Öl nach dem Duschen in die noch feuchte Haut einmassieren. Efeu und Orange regen die Hautdurchblutung an.
- Hält sich etwa 1 Jahr.

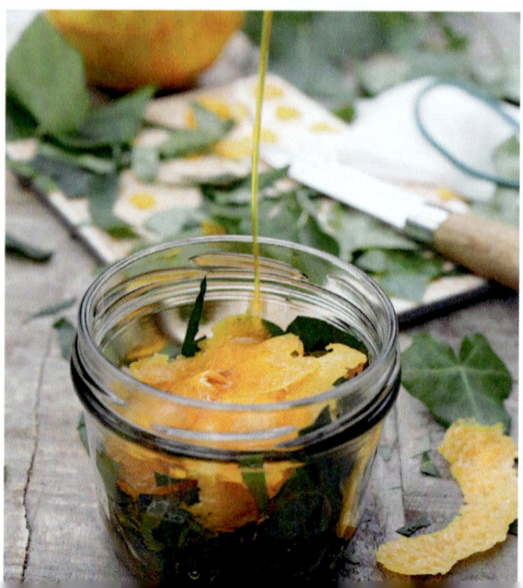

WALD-UND-HEIDE-HAUTÖL

1 Handvoll Zeder- oder Zypressennadeln
1 Handvoll Wacholderbeeren
ca. 200 ml kaltgepresstes Bio-Olivenöl

- Die Nadeln klein schneiden, die Wacholderbeeren anquetschen, beides in ein Glas geben.
- Mit Olivenöl übergießen, sodass das Öl etwa einen Daumen breit über den Nadeln und Beeren steht.
- Das Glas mit einem Tuch oder Küchenkrepp abdecken und mit einem Gummi fixieren.
- Täglich mit einem Löffel umrühren. Nach 1 Woche den Deckel aufschrauben und ordentlich verschließen. Weitere 2 Wochen stehen lassen, dabei täglich schütteln.
- Dann durch ein Tuch abgießen und lichtgeschützt aufbewahren.
- Das Öl nach dem Duschen in die noch feuchte Haut einmassieren. Zeder, Zypresse und Wacholder regen den Lymphabfluss an und entlasten das Gewebe.
- Hält sich etwa 1 Jahr.

KRÄFTIGES HAUTÖL

1 Bio-Grapefruit
1 Bio-Zitrone
2 EL Senfkörner
ca. 200 ml kaltgepresstes Bio-Mandelöl

- Grapefruit und Zitrone heiß waschen und trocken tupfen. Anschließend mit einer feinen Reibe die Schalen abreiben.
- Die Senfkörner anquetschen und mit den Zitrusschalen in ein Glas geben.
- Mit Mandelöl übergießen, sodass das Öl etwa einen Daumen breit übersteht.
- Das Glas mit einem Tuch oder Küchenkrepp abdecken und mit einem Gummi fixieren.
- Täglich mit einem Löffel umrühren. Nach 1 Woche den Deckel aufschrauben und ordentlich verschließen. Weitere 2 Wochen stehen lassen, dabei täglich schütteln.
- Dann durch ein Tuch abgießen und lichtgeschützt aufbewahren.
- Das Öl nach dem Duschen in die noch feuchte Haut einmassieren. Die Schalen der Zitrusfrüchte wirken durchblutungs- und lymphabflussfördernd, die Senfkörner kräftig durchblutungsfördernd und hautreizend. Bitte nicht in der Nähe von Schleimhäuten und Augen auftragen.
- Hält sich etwa 1 Jahr.

SONDERFALL: SCHWERMETALLENTGIFTUNG

Sie haben alle Ihre Amalgamfüllungen entfernen lassen? Prima. Aber es gibt auch noch andere Quellen für Schwermetallbelastung, denn aus Böden und Gewässern werden Schwermetalle von Pflanzen und Tieren aufgenommen und gelangen so in die Nahrungskette.

Wenn über Entgiftung gesprochen wird, kommt man um das Thema Schwermetallausleitung nicht herum, dabei ist hier die Begleitung durch eine Fachperson, einen Umweltmediziner oder einen kompetenten Heilpraktiker, zwingend notwendig. Das ist deswegen so wichtig, weil im Fall einer starken Belastung mit Schwermetallen diese gelöst werden und es zu einer erneuten Vergiftung kommen kann. Sollten keine Symptome vorliegen, die auf eine Schwermetallvergiftung hinweisen, dann lässt man sie am besten, wo sie sind: im Gewebe. Sollten Laboruntersuchungen eine Belastung mit Schwermetallen zeigen, dann gibt es auch hier graduelle Abstufungen. Ich führe in meiner Praxis immer wieder Ausleitungen nach einer Amalgamsanierung mit einem bewährten Verfahren durch, das ich Ihnen gerne vorstellen möchte. Es basiert auf dem Modell von Dr. Klinghardt.

Bei der Entgiftung von Schwermetallen spielen zwei Wirkstoffe eine zentrale Rolle: Chlorophyll und Schwefel.

- **Chlorella:** Das in Chlorella reichlich enthaltene Chlorophyll enthält einen aktiven Teil, den Porphyrin-Ring, der wiederum Magnesium enthält. Forschungen ergaben, dass dieses gegen andere, schwerere Metalle ausgetauscht werden kann (Chelation, Seite 117). Porphyrinreiche Algenkonzentrate – vor allem Chlorella – werden daher als sogenannte Chelate bei Schwermetallvergiftungen eingesetzt. Schwermetalle sind Metalle, deren Dichte über 5 g/cm³ liegt. Zu ihnen zählen beispielsweise die Edelmetalle, Bismut, Blei, Zink, Zinn, Nickel, Cadmium und Chrom.
- **Bärlauch:** Der in allen Lauchgewächsen enthaltene Schwefel (Sulfur) mobilisiert Schwermetalle und geht ebenfalls Chelatverbindungen mit Schwermetallen ein. Zur Ausleitung von Schwermetallen wird Bärlauch verwendet, weil er den höchsten Schwefelgehalt hat.

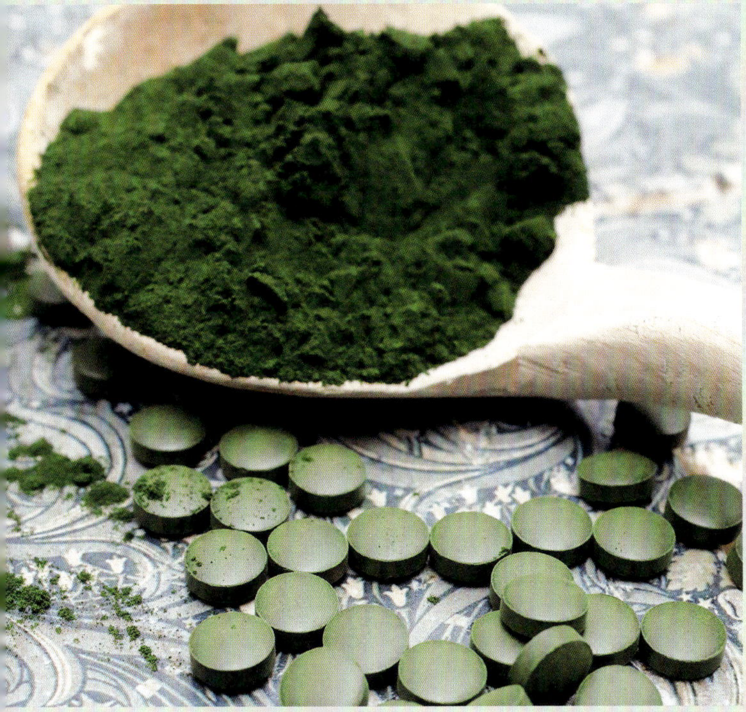

Chlorella ist geballte Grünkraft mit giftbindender Wirkung.

Die Dritte im Bunde neben Chlorella und Bärlauch ist, nach Dr. Klinghardt, Korianderkraut (Cilantro).

- **Koriander:** Er löst Schwermetalle aus dem Nervengewebe und Gehirn, bindet sie und leitet sie aus. Verantwortlich dafür ist vermutlich ein leicht flüchtiger, fettlöslicher Aromastoff, der ins Gehirn gelangt und die Ionenkanälchen der Nervenzellmembran löst.

Um das Wiedervergiften zu verhindern ist das Einhalten einer festen Reihenfolge wichtig:

1. Die „Ventile öffnen": Mindestens 4 Wochen lang die Ausscheidungsorgane anregen mittels einer Entschlackungskur.
2. Diese fortführen und nun mit der Zugabe von Bärlauch und Chlorella beginnen.
3. Nach etwa 2 Wochen wird Koriander dazugenommen, die intensivste Phase beginnt.

Ich betone noch einmal, dass das Ausleiten von Schwermetallen nichts für die Selbstbehandlung ist, sondern in die Hand von Profis gehört! Die Gefahr der Wiedervergiftung durch das Mobilisieren der Schwermetalle aus ihren Depots und mangelnde Ausleitung ist groß.

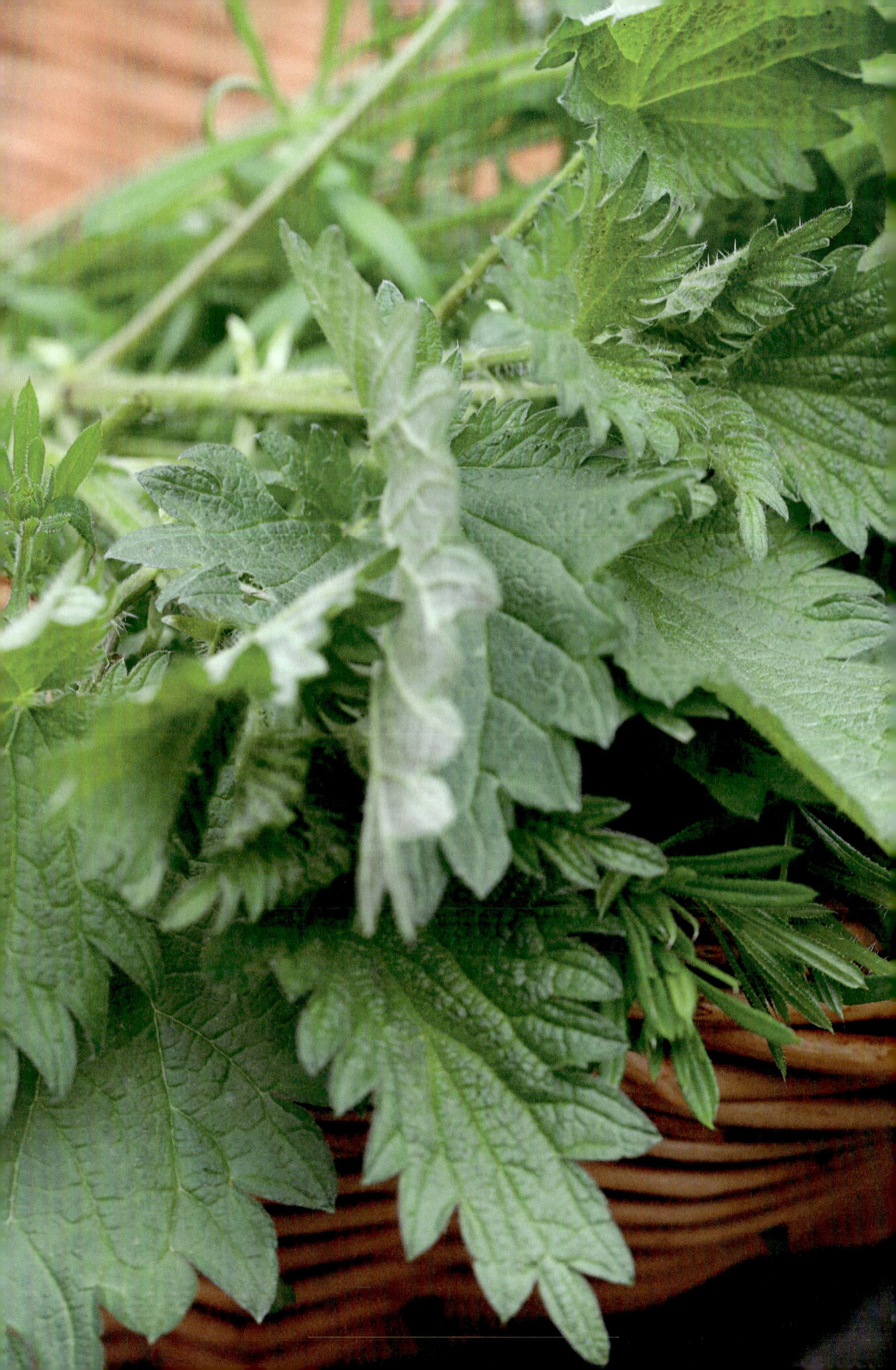

Service

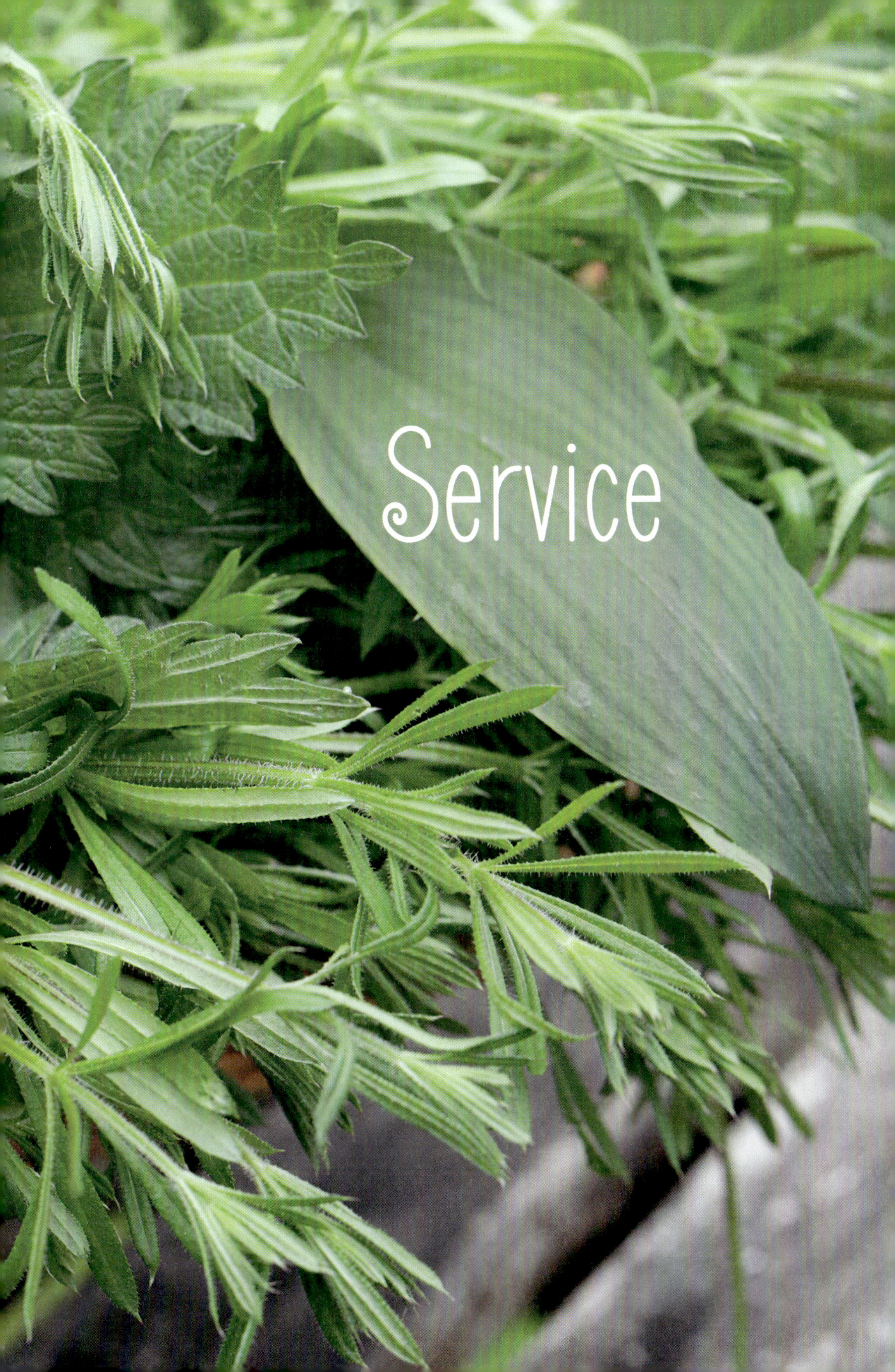

PFLANZE	PORTRÄT SEITE	LYMPHE	LEBER	DARM	NIERE	HAUT	LUNGE
Ackerschachtelhalm	91				♥♥♥♥		
Artischocke	62		♥♥♥	♥♥			♥♥
Bärlauch	81			♥♥♥			
Brennnessel	86				♥♥♥♥		
Flohsamen	79			♥♥♥♥			
Gelbwurz	63		♥♥♥	♥♥			♥♥
Giersch	94				♥♥♥		
Goldrute	93				♥♥♥♥		
Holunder	100				♥♥	♥♥♥♥	♥♥♥
Ingwer	67, 102		♥♥♥	♥♥		♥♥♥♥	♥♥♥♥
Kapland-Pelargonie	53	♥					♥♥♥
Labkräuter	50	♥			♥		
Leinsamen	78			♥♥♥♥			
Linde	101					♥♥♥♥	♥♥♥
Löwenzahn	66, 88		♥♥♥	♥♥	♥♥♥		♥
Mariendistel	60		♥♥♥♥				
Petersilie	95				♥♥		
Pfefferminze	68		♥♥	♥♥			
Ringelblume	49	♥♥♥♥	♥				
Schafgarbe	65		♥♥	♥♥	♥♥		♥
Senfkörner	80			♥♥♥		♥♥♥	♥♥
Steinklee	48	♥♥♥♥					
Stiefmütterchen	102				♥♥	♥♥♥♥	
Stinkender Storch-schnabel	52	♥					
Süßholz	64		♥♥♥				♥♥♥
Wacholder	92		♥	♥♥	♥♥♥	♥♥♥	
Waldmeister	50	♥♥♥♥					

♥♥♥♥ sehr stark wirksam
♥♥♥ stark wirksam
♥♥ wirksam
♥ schwach wirksam

Buchempfehlungen

Beiser, R. (2021): **Heilpflanzen finden.** 2. aktual. Aufl. Verlag Eugen Ulmer, Stuttgart.

Beiser, R. (2020): **Tee aus Kräutern und Früchten.** 3. Aufl. Kosmos Verlag, Stuttgart.

Beiser, R., Ell-Beiser, H. (2017): **Heilpflanzen-Tinkturen.** Verlag Eugen Ulmer, Stuttgart.

Buchinger, A. (2018): **Buchinger Heilfasten,** 4. Aufl. Trias Verlag, Stuttgart.

Bühring, U. (2020): **Alles über Heilpflanzen,** 5. aktual. und erw. Aufl. Verlag Eugen Ulmer, Stuttgart.

Bühring, U. (2016): **Heilpflanzen-Kuren.** 2. Aufl. Verlag Eugen Ulmer, Stuttgart.

Fleischhauer, S. G., Guthmann, J., Spiegelberger, R. (2015): **Essbare Wildpflanzen.** 22. Aufl. AT-Verlag, Aarau (Schweiz)/ München.

Girsch, M. (2019): **Heilpflanzen-Tee,** Verlag Eugen Ulmer, Stuttgart.

Golte-Bechtle, M., Spohn R., Spohn M. (2015): **Was blüht denn da?** Kosmos Verlag, Stuttgart.

Kremer, B. (2019): **Essbare und giftige Wildpflanzen.** 4. Aufl. Verlag Eugen Ulmer, Stuttgart.

Lützner, H. (2019): **Wie neugeboren durch Fasten,** Verlag Gräfe und Unzer, München.

Bezugsquellen

Ganzblatt-Teedrogen

Alfred Galke: www.galke.com
Die Kräutermanufaktur: www.kraeuterland-bw.de
Kräuter Schulte: www.kraeuterschulte.de
Recke Dragonspice Naturwaren: www.dragonspice.de

Heilpflanzensäfte

Pflanzenfrischsäfte erhalten Sie in Apotheken und Drogerien.

Heilpflanzentinkturen

Sie erhalten sie in Apotheken und Drogerien.

Manuelle Saftpressen

Gut geeignet für die eigene Herstellung von Pflanzenfrischsäften ist die Vevor Manuelle Weizengraspresse, außerdem – zwar elektrisch betrieben, aber schonend durch Kaltpressung – der Cecotec Cecojuicer Entsafter.
Cecotec: https://storececotec.de/
Grüne Perlen: www.grueneperlen.com
Vevor: www.vevor.de

Mörser

Sehr empfehlenswert ist die Suribachi-Reibeschale, sie ist zum Beispiel erhältlich bei:
Makrobiotik-Perlen: makrobiotik-perlen.de
Miraherba: www.miraherba.de
Naturitas: www.naturitas.de

Weithals- und Tropfflaschen

Weithalsflaschen aus Braunglas zur Teeaufbewahrung sowie Tropfflaschen für Tinkturen sind zum Beispiel erhältlich bei:
Flaschenland: www.flaschenland.de
Glas-Shop: www.glas-shop.com
Paracelsus-Versand: www.paracelsus-versand.de

Register

A

Abwehr 72, 96
Achillea millefolium 65
Ackerschachtelhalm 91
Aegopodium podagraria 94
Alkohol 26
Allium ursinum 81
Apotheken-Tinkturen 139
Artischocke 62, 66
Ausscheidung 19, 71, 83, 96, 97, 144, 149
Ayurveda 10

B

Ballaststoffe 20, 72, 74, 81
Bärlauch 77, 81, 148
Bärlauchtinktur 137
Basentee 133
Bauchhirn 72
Betula
  B. pubescens 87
  B. verrucosa 87
Bewegung 27
Bindegewebe 28, 31, 91
Bingen, Hildegard von 34
Birke 87
Birkenwasser 87
Birkenblätter-Löwenzahn-Brennnessel-Tinktur 137
Bitterstoffe 39, 59, 65, 66, 75, 107
Bittersüßer Lebertee 134
Blut 17
  Blutdruck 84
  Blutgefäße 17
  Blutkreislauf 42
Blutreinigungstee 130
Brennnessel 86
Brennnessel-Löwenzahn-Birke-Tee 130
Brennnesseltee 130
Buchinger, Otto 27

C

Calendula officinalis 49
Chlorella 148
Chlorophyll 116, 148
Cumarine 46
Curcuma longa 63
Cynara cardunculus 62

D

Darm 20, 70
Das-Frühjahr-kann-kommen-Tee 133
Diabetes mellitus 21
Duschpeeling 145

E

Eiweißstoffwechsel 57
Entgiftung 56
Entgiftungstee 130
Entschlackungskuren 13
Entschlackungstee 133
Equisetum arvense 91
Ernährung 24, 81, 94, 107, 113, 117

F

Fasten. Siehe Heilfasten
Fertigarzneimittel 140
Fettstoffwechsel 57
Flavonoide 39, 59, 119
Flohsamen 79
Fremdstoffe 24
Frühjahrskuren 13, 84, 86, 108
Frühjahrstee 133

G

Galium
  G. aparine 50
  G. mollugo 50
  G. odoratum 50
  G. verum 50
Gelbwurz 63, 107
Geranium robertianum 52
Gicht 17, 21, 94
Giersch 94
Giftstoffe 45
Glycyrrhiza glabra 64
Goldrute 93
Grundregulation 30

H

Harnsäure 17
Hausputztee 133
Haut 20, 96, 144
Hautöl, Kräftiges 147
Hautöl mit Birke 145
Hauttinktur 138
Heilfasten 142
Heilpflanzenkuren 125
  Begleitung 144
  Entschlackungskuren 13
  Fertigarzneimittelkuren 140
  Frühjahrskuren 13
  nach Girsch 129
  nach Karl 130
  nach Pumpe 129
  Pflanzenfrischsaftkuren 128
  Teekuren 130
  Tinkturenkuren 137

Hepatoprotektiva 59, 60, 62, 65
Holunder 100, 107
Homöostase 32
Hypercholesterinämie 21
Hypertriglyzeridämie 21

I

Infektionskrankheiten 27
Ingwer 67, 102, 107
Interstitium. Siehe Bindegewebe

J

Juniperus communis 92

K

Kaffee-Peeling 145
Kieselsäure 91
Klassiker-Tee (Brennnessel-Löwenzahn-Birke) 130
Kneipp, Sebastian 13, 65, 80, 86, 92, 114, 130
Kohlenhydratstoffwechsel 57
Koriander 149
Künzle 64, 81
Kuren. Siehe Heilpflanzenkuren

L

Labkräuter 50
Leber 19, 54
Leberwickel 65
Lebertee 134
Lebertinktur 138
Leinsamen 78
Linde 101, 107
Linum usitatissimum 78
Löwenzahn 66, 88
Löwenzahnpresssaft 130
Lunge 20, 104
Lymphöl 146
Lymphsystem 42
Lymphtinktur 138

M

Mariendistel 60
Medikamenteneinnahme 26, 60, 82
Melilotus officinalis 48
Mentha piperita 68
Metabolismus. Siehe Stoffwechsel
Mikrobiom 75

N

Niere 19, 82
Nierentee 134
Nierentinktur 138
Nikotin 26

O

Ödeme 45, 46, 85
Orangen-Efeu-Hautöl 146
Osteoporose 18, 21

P

Paracelsus 9
Pelargonie, Kapland- 53, 107
Pelargonium
P. reniforme 53
P. sidoides 53
Petersilie 95
Petroselinum crispum 95
Pfefferminze 68
Pflanzenfrischsäfte 114, 116, 128
Pflanzenstoffe, sekundäre 38, 46
Pischinger Raum 31
Pischinger, Alfred 30
Plantago ovata 79
Proteoglykane 29

Q

Quelldrogen 77, 80

R

Rauchen 26, 107
Reinigung 8
Ringelblume 49
Rituelle Reinheit 10

S

Sambucus nigra 100
Sammeln von Heilpflanzen 40, 122
Säure-Basen-Haushalt 83
Säureschutzmantel 96, 103
Schafgarbe 65, 66
Schlacken 27, 31, 34
Schutzfunktion der Haut 96
Schwermetallentgiftung 117, 148
Schwitzen 97, 107
Selbstheilungskräfte 12, 32, 119
Senfkörner 80
Silybum marianum 60

Sinapis alba 80
Solidago
S. canadensis 93
S. gigantea 93
S. virgaurea 93
Steinklee 48
Stiefmütterchen 102
Stoffwechsel 14, 54, 57
Stoffwechselbedingte Krankheiten 21
Stoffwechselendprodukte 16, 27, 76, 83, 96
Storchschnabel, Stinkender 52
Stress 23, 34
Süßholz 64, 107

T

Tabak 107
Taraxacum officinale 66, 88
Tees 118, 130
Tilia
T. cordata 101
T. platyphyllos 101
Tinkturen 120, 137
Traditionell Chinesische Medizin (TCM) 10, 64
Trinken 24, 95, 107, 113
Trocknen von Heilpflanzen 40

U

Überlastung 22
Übersäuerung 84, 95, 105
Umckaloabo 53
Umweltgifte 26
Urtica
U. dioica 86
U. urens 86

V

Verdauung 70
Verdauungsstörungen 23
Verdauungstrakt 16
Verstopfung 76
Vier-Säfte-Lehre 8
Viola
V. arvensis 102
V. tricolor 102

W

Wacholder 92
Waldbaden 34
Waldmeister 50
Wald-und-Heide-Hautöl 147
Wärmehaushalt 96
Wasserhaushalt 83

Z

Zingiber officinalis 67, 102

Bildquellen

Alle Fotos und das Titelfoto stammen von Heike Schmidt-Röger, außer Bühring, Ursel: S. 61; Girsch, Michaela: Klappe hinten außen und Ivanov Andrey M./Shutterstock: S. 76. Die Zeichnungen fertigte Helmuth Flubacher nach Vorlagen der Autorin.

Impressum

HINWEIS

Anmerkung zur Schreibweise (Gendering) der weiblichen, männlichen und unbestimmten Form: Ausschließlich aufgrund der deutlich besseren Lesbarkeit wird in diesem Werk auf die jeweilige Mehrfachnennung oder Anpassung der Schreibweise bestimmter Bezeichnungen verzichtet. So stehen die Namen der Vertreter verschiedener Fachbereiche (wie Arzt etc.) selbstverständlich für alle, die diese Tätigkeit ausüben oder vertreten.

Das medizinische Wissen ist einem ständigen Wandel unterworfen. Die in diesem Buch gezeigten Empfehlungen, Möglichkeiten und Hinweise basieren sowohl auf altem traditionellem Heilwissen der Volksheilkunde als auch auf neuen Ergebnissen aus der Forschung. Jedem Leser wird geraten, alle verfügbaren Informationen zur Gesetzeslage und zu Behandlungsstandards zu recherchieren. Dieses Buch ersetzt keine medizinische Diagnose und Behandlung. Für Angaben zu Anwendung, Dosierung und Applikationsform kann weder von der Autorin noch vom Verlag eine Gewähr übernommen werden. Empfohlene Medikamente, Nahrungsergänzungsmittel, Medizinprodukte sowie Nahrungsmittel und Arzneipflanzen dürfen bei bekannter Überempfindlichkeit und Unverträglichkeit gegenüber den angegebenen Wirkstoffen oder einem der sonstigen Bestandteile nicht eingenommen werden. Von den in diesem Buch empfohlenen Produkten und Präparaten profitieren weder die Autorin noch der Verlag durch Nennung oder Verkauf. Sofern eingetragene Warenzeichen, Gebrauchsnamen oder Handelsnamen verwendet werden, gelten die entsprechenden Schutzbestimmungen (auch wenn diese nicht als solche gekennzeichnet sind).
Die Gedanken, Methoden und Anregungen in diesem Buch stellen die Meinung beziehungsweise die Erfahrung der Verfasserin dar. Sie wurden von der Autorin nach bestem Wissen erstellt und mit größtmöglicher Sorgfalt geprüft. Fehler sind jedoch nie vollständig auszuschließen. Eine Garantie für die Richtigkeit der Angaben kann daher nicht gegeben werden. Autorin wie Verlag können aus keinem Rechtsgrund für eventuelle Nachteile, Unfälle oder Schäden, die etwa aus in diesem Buch gegebenen praktischen Hinweisen resultieren, eine Haftung übernehmen.

BIBLIOGRAFISCHE INFORMATION DER DEUTSCHEN NATIONALBIBLIOTHEK

Die Deutsche Nationalbibliothek verzeichnet diese Publikation in der Deutschen Nationalbibliografie; detaillierte bibliografische Daten sind im Internet über http://dnb.d-nb.de abrufbar.

Wollgrasweg 41, 70599 Stuttgart (Hohenheim)
E-Mail: info@ulmer.de
Internet: www.ulmer.de
Lektorat: Antje Krause, Ina Vetter
Herstellung: Katharina Merz
U1-Gestaltung: Sanna Andrée-Müller
U4- und Klappengestaltung: redsign, Stuttgart: Anette Vogt
Satz: red.sign, Stuttgart: Gerhard Junker
Reproduktion: time:ray, Jettingen
Druck und Bindung: Pustet, Regensburg
Printed in Germany

MIX
Papier aus verantwortungsvollen Quellen
FSC® C014889

ISBN 978-3-8186-1451-5

BÜCHER ZUM WEITERLESEN

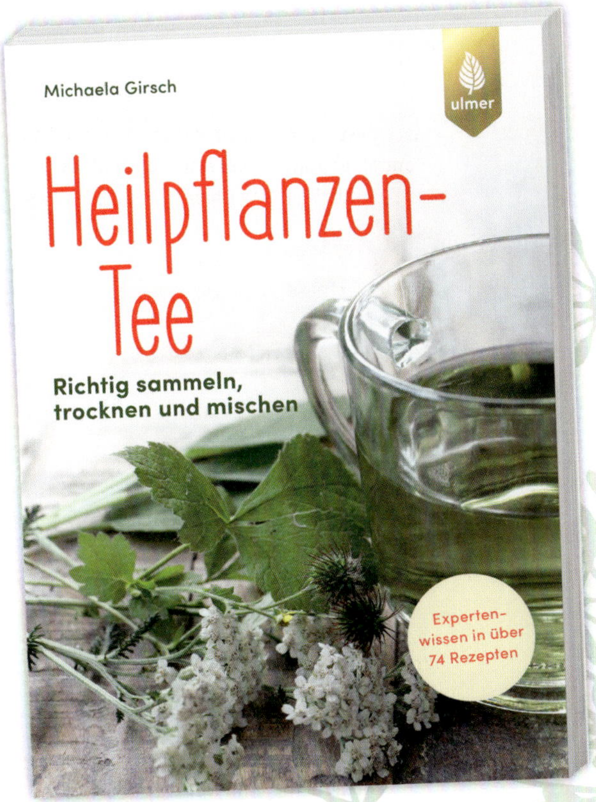

Die Heilpraktikerin und Heilpflanzenexpertin Michaela Girsch erklärt in diesem Buch alles über heilende Kräutertees. Herzstück des Ratgebers ist der ausführliche Rezeptteil mit über 70 Kräuterteemischungen gegen die wichtigsten Alltagsbeschwerden, von Magen-Darm und Erkältung über Kopfschmerzen und Hautprobleme bis Herz und Kreislauf. Sie erfahren, wie Sie Heilpflanzen richtig sammeln und schonend trocknen oder wie Sie beim Einkauf die beste Qualität finden. Lernen Sie hier, wie Sie optimale Mischungen herstellen, wirkungsvoll zubereiten und richtig anwenden. Porträts von 47 bewährten Heilpflanzen aus Natur und Garten liefern zusätzliches Wissen rund um wirkungsvolle Kräutertees.

Heilpflanzen-Tee. Richtig sammeln, trocknen und mischen. M. Girsch. 2019.
160 Seiten, 101 Farbfotos, Klappenbroschur. ISBN 978-3-8186-0374-8.

GESUND BLEIBEN MIT HEILPFLANZEN

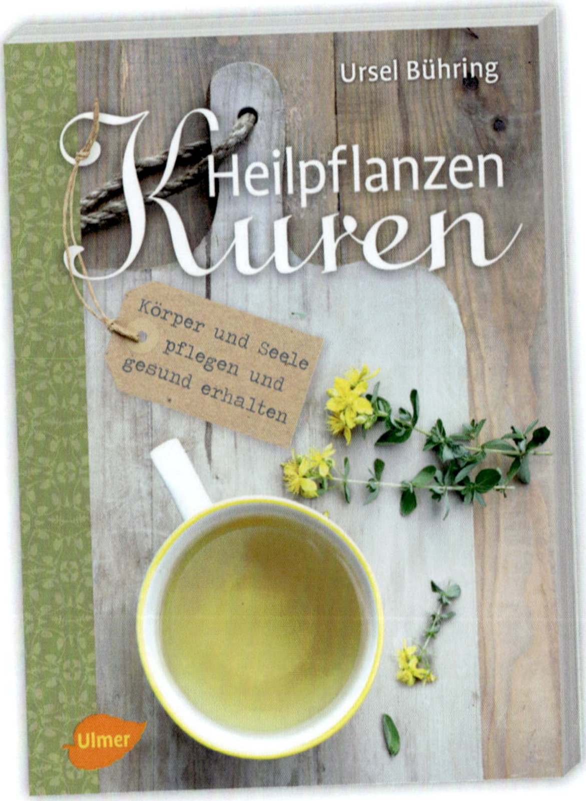

Die bekannte Heilpflanzenexpertin Ursel Bühring zeigt hier in einem einzigartigen Konzept, wie Sie mit Heilkräutern Ihre Gesundheit erhalten können. Monat für Monat stellt sie Kuren vor, die Leber und Nieren, Magen und Darm, Herz und Psyche, Haut und Harnwegen guttun und sie gesund erhalten. Verschiedene Möglichkeiten für jedes Organ, ob Tee aus gekauften oder selbst gesammelten Kräutern, ob Tinktur oder Fertigpräparat, bieten alltagstaugliche Anwendungen für alle. Extra: Kurenkalender für das ganze Jahr.

Heilpflanzen-Kuren. Körper und Seele pflegen und gesund erhalten. U. Bühring. 2. Auflage 2016. 192 S., 111 Farbfotos, 30 Zeichnungen, geb. ISBN 978-3-8001-0814-5.